Fernwagner/Rollnik

Gymnastik für Bechterew-Patienten

Gymnastik für
Bechterew-Patienten
Atem- und Bewegungsübungen

Von Marion Fernwagner
und Jutta Rollnik

Unter Mitarbeit von Dr. med. Ortwin Rave,
Rheumaklinik Oberammergau

Mit 103 Abbildungen

HAUG
Karl F. Haug Verlag · Heidelberg

Die Deutsche Bibliothek – CIP-Einheitsaufnahme

Gymnastik für Bechterew-Patienten:
Atem- und Bewegungsübungen / von Marion Fernwagner und
Jutta Rollnik. Unter Mitarb. von Ortwin Rave. - Heidelberg :
Haug, - Medienkombination

ISBN 3-7760-1621-3

Buch. - 1997

CD-ROM. - 1997

Das vorliegende Buch ist mit Unterstützung der Deutschen Vereinigung Morbus Bechterew e.V. entstanden.

ISBN 3-7760-1621-3

Umschlagfoto: Image Bank, 81675 München
Umschlaggestaltung: WSP DESIGN, 69120 Heidelberg
Satz: H&S Fotosatz GmbH, 68775 Ketsch
Druck und Verarbeitung: Druckerei Schreck, 67487 Maikammer

Inhalt

Informationen über die Erkrankung

Begriffsbestimmung

Ihr behandelnder Arzt hat als Ursache für Ihre „rheumatischen" Beschwerden eine Krankheit festgestellt, die *Morbus Bechterew* oder *Bechterewsche Krankheit* genannt wird (nach ihrem angeblichen Erstbeschreiber, dem russischen Arzt W. M. v. Bechterew, 1857–1927). Die wissenschaftliche Benennung dieser Erkrankung, die zunehmend häufiger verwendet wird, lautet **Spondylitis ankylopoetica** oder besser **Spondylitis ankylosans,** d.h. eine mit Verfestigung einhergehende Wirbelsäulenentzündung. Zu Ihrem Verständnis ist es sinnvoll, wenn wir uns zunächst einmal fragen, was „Rheuma" eigentlich ist.

Was ist Rheuma?

Unter dem Begriff „Rheuma" werden Krankheiten zusammengefaßt, die vorwiegend den Bewegungs- und Stützapparat des Körpers befallen, also Knochen, Gelenke, Sehnen und Muskeln. Die Vielzahl der rheumatischen Erkrankungen kann man in zwei große Gruppen unterteilen:

1. die primär **entzündlichen Erkrankungen,** die immer den gesamten Organismus in Mitleidenschaft ziehen, sich vornehmlich aber an Gelenken manifestieren in Form einer **Arthritis** oder an der Wirbelsäule als Spondylitis bzw. Spondylarthritis,

2. die primär **degenerativen Erkrankungen,** die infolge von Abnutzungsvorgängen mit zunehmendem Alter am Gelenk in Form der Arthrose in unterschiedlichem Ausmaß auftreten.

Der *Morbus Bechterew* gehört zur ersten Gruppe der entzündlich-rheumatischen Erkrankungen.

Wie kann der *Morbus Bechterew* verlaufen?

Die folgende Schilderung des Verlaufs des *Morbus Bechterew* beinhaltet alle möglichen Erscheinungsformen. Im Einzelfall jedoch pflegen diese nicht alle gemeinsam aufzutreten. Zudem kann die Erkrankung in jedem Stadium zum Stillstand kommen. Beschwerdefreie Intervalle können aber charakteristischerweise auch mit Zeiten starker Krankheitsaktivität wechseln, man spricht von Schüben. Derartige Schübe machen sich subjektiv durch allgemeines Krankheitsgefühl und Schmerzverstärkung im Bereich der befallenen Abschnitte des Bewegungsapparates, objektiv im Ergebnis der entsprechenden Laboruntersuchung bemerkbar.

Typische Merkmale

Die beim *Morbus Bechterew* auftretende Entzündung befällt vor allem die Wirbelsäule, und zwar ihren Band- und Halteapparat mit dem die Bandscheibe umgebenden Gewebe und die Zwischenwirbelgelenke. Sie beginnt in der Regel in den Kreuz-Darmbein-Gelenken und kann dann aufsteigend weiter fortschreiten. In seltenen Fällen können auch andere Gelenke befallen werden. Eine weitere Eigenart dieser Entzündung beim *Morbus Bechterew* liegt in ihrer Neigung zu Verfestigung. Dadurch kann sie – insbesondere unbehandelt – zu Bewegungseinschränkungen und Fehlstellungen führen.

Die Entzündung der Kreuz-Darmbein-Gelenke können frühmorgendlich auftretende Kreuzschmerzen, die den Patienten aufwecken, ihn aus dem Bett treiben, dann jedoch in typischer Weise nach längerem Umhergehen wieder zu verschwinden pflegen, verursachen. Schmerzen können auch durch Niesen, Husten und Erschütterungen provoziert werden. Eine wesentliche Bewegungseinschränkung tritt auch im Falle einer Verfestigung der Kreuz-Darmbein-Gelenke noch nicht ein, da diese keinen großen Bewegungsumfang aufweisen.

Wie in jedem Stadium, so kann die Erkrankung bereits schon jetzt zum Stillstand kommen, so daß weitere Abschnitte nicht mehr befallen werden. Ein derart kurzfristig ablaufender *Morbus Bechterew* wird oft gar nicht als solcher erkannt.

Schreitet die Erkrankung jedoch fort, so befällt sie als nächstes meist die untere Brust- und obere Lendenwirbelsäule. Jetzt treten hier Schmerzen auf, vor allem wieder beim Husten, Niesen oder aber bei Erschütterungen. Auch kann sich jetzt eine Einschränkung der Brustkorbdehnbarkeit bemerkbar machen (Abb. 1).

Aufsteigender Verlauf

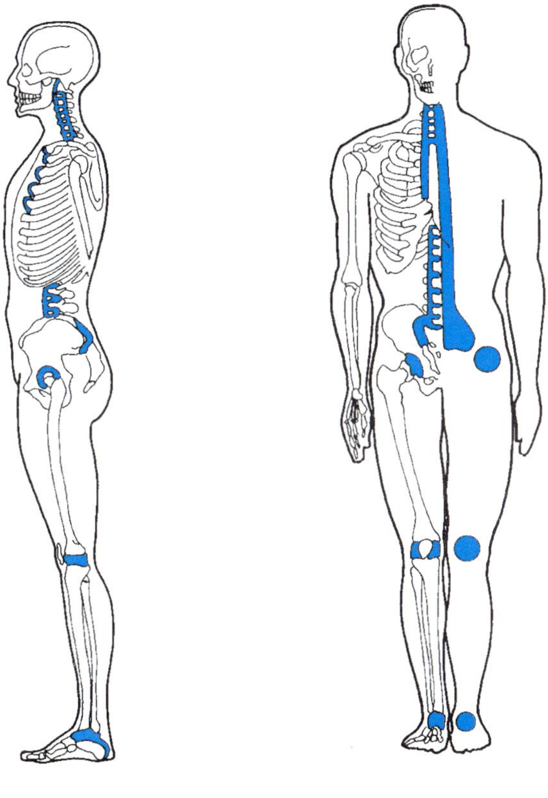

Abb. 1: Stellen bevorzugten Auftretens der Entzündung am Skelett beim Morbus Bechterew.

Diese ist bedingt durch entzündliche, in charakteristischer Weise mit Verfestigung einhergehenden Veränderungen an den gelenkigen Verbindungen der Rippen zur Wirbelsäule und an den Knorpelfugen zwischen Rippen und Brustbein und Schlüsselbein (Abb. 2). Dadurch wird die Beweglichkeit der Rippen, die für die Atembewegung des Brustkorbes Voraussetzung ist, behindert. Die daraus resultierende Einschränkung der Atembreite wird durch eine größere Atembewegung des Zwerchfells weitgehend ausgeglichen. Dabei wölbt sich der Bauch allerdings stärker vor.

Brustkorbbeweglichkeit

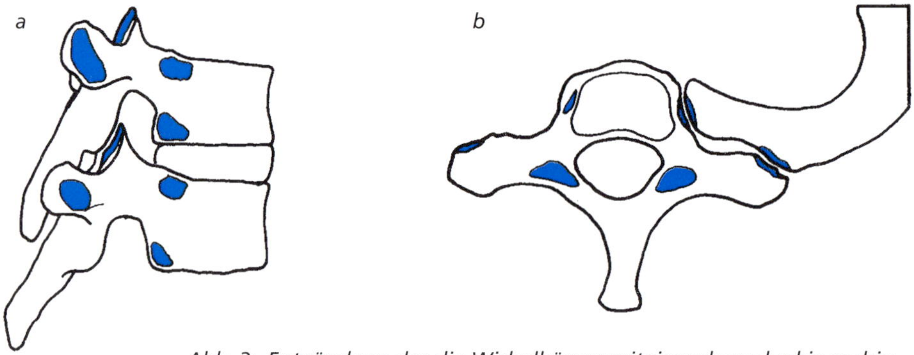

Abb. 2: Entzündung der die Wirbelkörper miteinander gelenkig verbindenden kleinen Zwischenwirbelgelenke (a) sowie der gelenkigen Verbindungen zwischen Rippen und Wirbelkörper beim Morbus Bechterew (b).

An den Wirbelkörpern selbst lokalisiert sich die Entzündung jeweils an den bandscheibennahen Begrenzungen. Das von zwei benachbarten Wirbelkörpern herrührende Entzündungsgewebe kann sich durch Überbrückung der Zwischenwirbelräume vereinigen und Bewegungseinschränkungen hervorrufen. Kommt es zur Verknöcherung dieses entzündlichen Gewebes, wird es in Form typischer seitlicher und vorderer Spangen im Röntgenbild sichtbar, sogenannte Syndesmophyten. Diese Spangenbildungen schränken die Vor-, Rück- und Seitwärtsneigung, zudem gemeinsam mit den entzündlichen Veränderungen der kleinen Wirbelgelenke auch die Drehung der Wirbelsäule ein (Abb. 3). In seltenen Fällen können auch – wie bereits erwähnt – andere Gelenke, vor allem die der unteren Gliedmaßen, befallen werden. Dies erfolgt nicht selten schon, bevor es zu den typischen Wirbelsäulenveränderungen kommt.

Mögliche Frühzeichen der Erkrankung

Nicht so selten jedoch sind schmerzhafte Entzündungen im Bereich der Achillessehne oder eine Regenbogenhautentzündung (Iridozyklitis oder Iritis). Diese können sogar Frühzeichen der Erkrankung sein, d.h., sie können den krankhaften Veränderungen der Wirbelsäule jahrelang vorausgehen. Rechtzeitig erkannt und behandelt, heilen diese zuletzt genannten Begleiterkrankungen jedoch in den allermeisten Fällen ohne nachteilige Folgen wieder ab. Das Auftreten von insbesondere einseitigen Rötungen und Schmerzen am Auge, verbunden mit Lidkrampf, Lichtscheu und Sehstörungen, sollte daher Veranlassung geben, sofort den Augenarzt aufzusuchen.

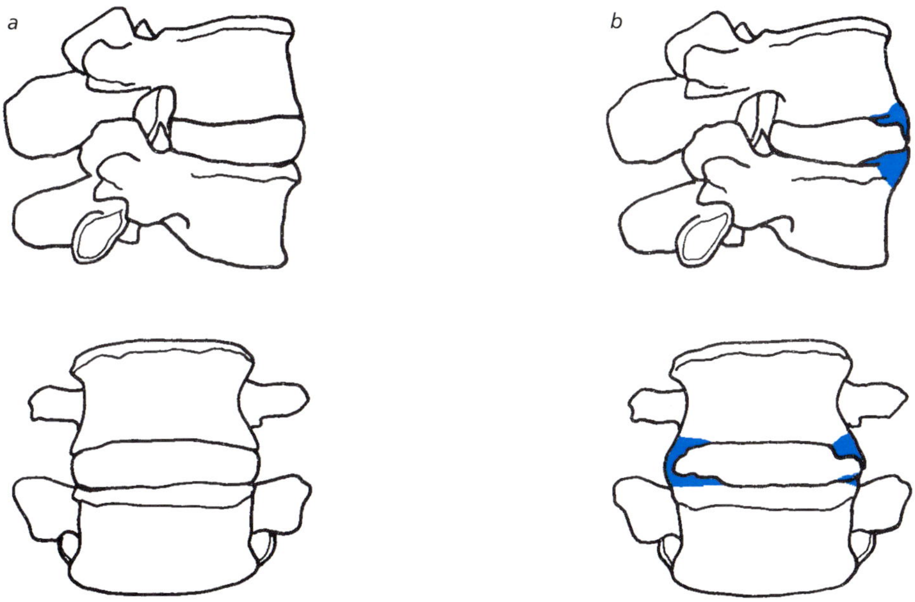

Abb. 3: Wirbelkörper mit knöcherner Spangenbildung beim Morbus Bechterew (b) im Vergleich zum normalen Befund (a).

Was ist die Ursache des *Morbus Bechterew*?

Krankheitsursache

Die Ursache des *Morbus Bechterew* ist auch bis heute noch nicht aufgeklärt. Es dürfte jedoch eine genetische Disposition, d.h. eine vererbte Anlage zu dieser Krankheit die Voraussetzung für ihr Auftreten darstellen. Man kennt – ähnlich wie bei der Zuckerkrankheit – Familien, bei denen diese Erkrankung gehäuft vorkommt. Auch ein bei *Morbus-Bechterew*-Patienten fast obligatorisches, der Blutgruppe ähnliches Gewebsmerkmal (HLA-B27), das bei der oft schwierigen Diagnosestellung nützlich sein kann, deutet auf die genetische Disposition der Erkrankung hin. Allerdings entwickelt nun nicht etwa jeder Mensch, der dieses Merkmal aufweist, zwangsläufig einen *Morbus Bechterew*. Es gibt auch Patienten mit *Morbus Bechterew*, die dieses Gewebsmerkmal nicht aufweisen (ca. 6%). Welche Ursachen bei bestehender Disposition im Einzelfall zur Auslösung führen, weswegen also bei einem Teil der Merkmalträger die Erkrankung auftritt, bei einem anderen Teil nicht, ist auch bis heute noch ungeklärt. Überanstrengungen, Infektionen sowie längere Nässe- und Kälteeinwirkungen können möglicherweise an der Auslösung der Erkrankung oder der eines akuten Schubes Anlaß sein. Daß – wie früher vermutet – Entzündungen im Bereich der ableitenden Harnwege und Genitalorgane zum Ausbruch der Erkrankungen beitragen, ist vielleicht im Einzelfall nicht völlig von der Hand zu weisen, im allgemeinen jedoch eher unwahrscheinlich. Mit Sicherheit kann jedoch ein Einfluß von Ernährungsfaktoren ausgeschlossen werden. Inwieweit andere Krankheitsfaktoren und Umwelteinflüsse als mitauslösend anzusehen sind, bleibt vorerst dahingestellt. Auch besteht keine Ansteckungsgefahr für andere Menschen.

Die Krankheit befällt vor allem junge Menschen im 2. und 3. Lebensjahrzehnt. Früher dachte man, daß die Häufigkeit bei Frauen nur 10% von derjenigen bei Männern beträgt. Inzwischen wissen wir, daß die Krankheit bei weiblichen Patienten oft nur milder verläuft und deshalb nicht als *Morbus Bechterew* erkannt wird. Deshalb wird die Krankheit bei Männern etwa 5mal so häufig diagnostiziert als bei Frauen.

Welche Untersuchungen dienen der Erkennung der Erkrankung und der weiteren Verlaufskontrolle?

Da die Erkrankung im allgemeinen im Bereich der Kreuz-Darmbein-Gelenke beginnt, sind auch dort die ersten röntgenologischen Veränderungen zu sehen. Die Abgrenzung von Rückenschmerzen anderer Ursache und eine Sicherung der Diagnose wird so ermöglicht. Die Zeit vom Auftreten der ersten typischen Beschwerden in diesem Bereich bis zum Sichtbarwerden der ersten charakteristischen Veränderungen im Röntgenbild, die die Diagnose sichern lassen, kann Jahre betragen. Durch das neue Verfahren der Kernspintomographie kann man heute allerdings bereits das frühe Stadium der Kreuz-Darmbein-Gelenksentzündung erkennen und so zu einer früheren Sicherung der Diagnose beitragen.

Untersuchungen zur Diagnosestellung

Nachfolgend sind bei Fortschreiten der Erkrankung Röntgenaufnahmen der übrigen Wirbelsäulenabschnitte und bei Befall anderer Gelenke Röntgenuntersuchungen eben dieser Regionen erforderlich. Diese Untersuchungen dienen dazu, eine an das jeweilige Krankheitsstadium angepaßte Behandlung einleiten zu können. Von den Blutuntersuchungen ist an erster Stelle die Blutsenkungsgeschwindigkeit, abgekürzt BSG genannt, zu erwähnen, eine einfache Untersuchung, die in vielen Fällen Aufschluß geben kann über die derzeitige Krankheitsaktivität. Für die Stellung der Diagnose ist die BSG jedoch nur von untergeordneter Bedeutung, da diese einerseits durch viele andere Erkrankungen erhöht sein kann, andererseits die BSG beim *Morbus Bechterew* – gerade zu Beginn – normal oder nur geringgradig erhöht ausfallen kann. Eine wünschenswerte, möglichst frühzeitige Krankheitserkennung noch vor Auftreten röntgenologisch sichtbarer Veränderungen ist heute durch

Bestimmung des bereits oben erwähnten HLA-B27, vor allem aber durch die Kernspintomographie, möglich bei Zusammentreffen dieses Faktors mit charakteristischen Beschwerden und typischen Untersuchungsbefunden an Wirbelsäule oder Gelenken. Auch zur Beurteilung des weiteren Krankheitsverlaufes wird der Sie behandelnde Arzt das Ergebnis der körperlichen Untersuchung, der BSG-Bestimmung sowie evtl. der weiteren Röntgenuntersuchungen heranziehen.

Die Diagnose steht fest, was kann man tun?

Krankengymnastik in allen Stadien

Durch möglichst frühzeitig einsetzende, intensive krankengymnastische Behandlung und durch – bei regelmäßig durchgeführter ärztlicher Kontrolle – medikamentöse Behandlung ist man heute in der Lage, den Krankheitsverlauf entscheidend zu beeinflussen. Es ist deswegen heute nicht mehr angesagt, der Erkrankung ihren natürlichen Verlauf zu lassen, etwa in der völlig falschen Ansicht, daß eine Behandlung „doch nichts nütze". Fast immer gelingt es, eine Linderung der Beschwerden herbeizuführen, in welchem Stadium des Krankheitsverlaufes der Patient sich auch befindet. In vielen Fällen erreicht man einen Rückgang der entzündlichen Aktivität und bereitet so den Übergang des aktiven Krankheitsgeschehens in eine inaktive Phase vor mit dem Ziel, den Prozeß zum Stillstand zu bringen, bzw. positiv zu beeinflussen. Läßt sich jedoch eine Funktionsbehinderung infolge Verfestigung einzelner Wirbelsäulenbereiche nicht aufhalten, so kann durch entsprechende krankengymnastische Behandlung erreicht werden, daß diese in einer funktionell und kosmetisch günstigen Stellung erfolgt. Auch in bereits fortgeschrittenen Fällen ist eine Behandlung immer angebracht. Selbst dann kann noch Besserung erzielt werden. Hierzu bedarf es einer engen Zusammenarbeit zwischen Patienten, behandelndem Arzt und Therapeut. Dies ist aber in den meisten Fällen auch gegeben, denn der *Morbus-Bechterew*-Patient zeichnet sich in aller Regel durch große Aktivität und Bereitschaft zu intensiver Mitarbeit aus.

Krankengymnastisch-physikalische und medikamentöse Behandlung sind die beiden gleichwertigen Säulen, auf denen der therapeutische Erfolg beim *Morbus Bechterew* ruht.

Welche Medikamente, wann und wozu?

Es stehen uns heute in den sogenannten **Antirheumatika** Medikamente zur Verfügung, die neben einer Schmerzlinderung eine Hemmung der entzündlichen Vorgänge im Gewebe bewirken. Dadurch versucht man unter anderem, den späteren verknöchernden Verfestigungen den Boden zu entziehen. Eine solche medikamentöse Behandlung mit Antirheumatika sollten Sie in intensiver Zusammenarbeit mit Ihrem behandelnden Arzt absprechen. Regelmäßige Blutuntersuchungen sind erforderlich. Allenfalls können zusätzlich noch reine Schmerzmittel gegeben werden. Die Nebennierenrindenhormon-Präparate, die sog. Corticosteroide, sind nur in Ausnahmefällen bei der Behandlung des *Morbus Bechterew* angebracht, da sie im Vergleich zu anderen Antirheumatika bei geringerem Erfolg sogar größere Nebenwirkungen zeigen. Zum Beispiel wird die ohnehin beim *Morbus Bechterew* bestehende Neigung zur Knochenentkalkung durch dieses Medikament bei Langzeitbehandlung noch verstärkt.

Von dieser Regel gibt es allerdings eine einzige Ausnahme: Falls eine Regenbogenhautentzündung auftritt, sind die Corticosteroide das Mittel der Wahl. Sie sollten jedoch nach Abklingen der Entzündung am Auge sofort wieder abgesetzt werden.

Medikamentendosierung

Eine medikamentöse Therapie mit Antirheumatika ist meist über lange Zeit, oft sogar über Jahre erforderlich. Wenn Sie auch in anerkennenswerter Weise die Medikamenteneinnahme so gering wie möglich zu halten bestrebt sind, so reduzieren Sie diese in sog. Schubsituationen bitte nicht. Gerade dann soll ja die Krankheitsaktivität medikamentös gebremst werden. Falls ein Stillstand der Erkrankung eintritt, können Sie sich mit Ihrem Arzt über ein Absetzen der medikamentösen Therapie beraten. Hören Sie bitte nicht auf sog. „gute Freunde“, die Ihnen evtl. andere, angeblich wirksame Medikamente oder Behandlungsmethoden, deren Wirksamkeit und Unschädlichkeit wissenschaftlich nicht erwiesen ist, anraten. In diesem Fall ist nämlich einmal Versäumtes meist nicht wieder gutzumachen.

Die schmerzlindernde und entzündungshemmende Behandlung mit Antirheumatika schafft die Grundvoraussetzung für die krankengymnastisch-physikalische Behandlung, die von gleicher Wichtigkeit ist wie die medikamentöse Therapie. Bekanntlich rufen Schmerzen Muskelverspannungen hervor, die ihrerseits wiederum schmerzhaft sind. Unbehandelt zwingen diese Schmerzen oft zu Immobilität und ungünstigen Schonhaltungen, die wiederum die Entwicklung von Bewegungseinschränkungen und Fehlhaltungen begünstigen. Dieser Teufelskreis wird durch die medikamentöse Schmerzlinderung und Entzündungshemmung unterbrochen, was eine wesentliche Voraussetzung für eine erfolgreiche krankengymnastische Bewegungstherapie mit dem Ziel einer bestmöglichen Erhaltung der Beweglichkeit und Vermeidung von Fehlstellungen bedeutet.

Bei normal erhaltener Leber- und Nierenfunktion werden Antirheumatika im Organismus abgebaut und die Abbauprodukte vollständig ausgeschieden. Sie sind in der Regel auch bei jahrelanger Einnahme gut verträglich. Am ehesten noch sind bei einigen der behandelten Patienten Magenprobleme zu erwarten, die man heute aber durch sehr wirksame und auch sehr gut verträgliche Magenschutzpräparate vorbeugen kann. Andere unerwünschte Nebenwirkungen, wie Leberwertveränderungen, Blutbildveränderungen oder allergische Reaktionen sind, obwohl im Beipackzettel erwähnt, extrem selten. Da die Wirksamkeit und Verträglichkeit der verschiedenen Antirheumatika individuell unterschiedlich sein kann, empfiehlt es sich, die Auswahl und Dosierung mit dem behandelnden Arzt abzusprechen.

Langwirkende, sog. Basistherapeutika werden zusehends bei der Behandlung des *Morbus Bechterew* eingesetzt. Gerade bei der entzündlichen Beteiligung von Gelenken, wie z.B. Knie und Sprunggelenk kann der Einsatz dieser Substanzen sinnvoll sein.

Krankengymnastische Bewegungstherapie – wann und in welcher Form?

Durch sachgemäße, intensive und regelmäßig durchgeführte krankengymnastische Behandlung kann eine weitgehende Beweglichkeit erhalten oder – wo das nicht der Fall ist – wenigstens eine Verfestigung befallener Wirbelsäulenabschnitte in funktionell günstigster Stellung erreicht werden, so daß keine schwerwiegenden Funktionsbehinderungen auftreten. Vor allem die Krankengymnastik ist von besonderer Bedeutung für eine gute Beweglichkeit und Dehnbarkeit des Brustkorbes und somit für die Erhaltung einer optimalen Atemfunktion. Die durch Schmerzen und Ruhigstellung verursachte Muskelschwäche, insbesondere im Bereich der Rückenstrecker, wird verhindert. Bemerkenswert ist, daß alleine schon regelmäßige krankengymnastische Übungen eine Besserung des Krankheitsprozesses herbeiführen können. **Im Gegensatz zur medikamentösen Therapie ist die Krankengymnastik in jedem Stadium der Erkrankung notwendig.** Sie muß lediglich der jeweiligen Krankheitsaktivität angepaßt, aber ein Leben lang beibehalten werden. Krankengymnastische Übungen müssen in den Tagesablauf aufgenommen werden wie das Zähneputzen und das Essen.

Die besondere Bedeutung der Krankengymnastik

Insbesondere die **tägliche Atemgymnastik** hilft, der Krümmungstendenz der Brustwirbelsäule entgegenzuwirken und sorgt für eine regelmäßige Belüftung der Lungen, die andernfalls bedroht ist. Diese therapeutischen Anstrengungen dürfen dann aber nicht etwa durch Rauchen wieder zunichte gemacht werden.

Ergänzend zu dieser eigentlichen Krankengymnastik sind **spielerisch-sportliche Betätigungen** zu empfehlen, die im Kreise der Familie oder Freunde durchgeführt werden können. Besonders geeignet sind hierzu Schwimmen, Skilanglauf, Radfahren, Volleyball, Federball und Tischtennis. Nützen Sie die Möglichkeiten zu solchen Sportarten, denn sie unterstützen die Behandlung wesentlich. Alle sportlichen Betätigungen sollten dem der-

Sport wirkt unterstützend

zeitigen Krankheitszustand und Ihrer Leistungsfähigkeit angepaßt sein. Sportarten aber, die mit stärkeren Erschütterungen verbunden sind, müssen vermieden werden. Übertreibungen oder Überanstrengungen sind natürlich unangebracht. Beraten Sie sich auch diesbezüglich mit Ihrem behandelnden Arzt oder mit einem Krankengymnasten. Ihren Urlaub aber verbringen Sie möglichst in solchen Gegenden, wo Sie eben diese Betätigungen ausführen können und wo Sie vor allem in warmem Wasser schwimmen können.

Physikalische Therapie

Alle übrigen physikalischen Behandlungsarten, die eine Lockerung der oft verspannten Muskulatur sowie eine bessere Durchblutung der Gewebe herbeiführen und somit schmerzlindernd wirken, sollten ausgenutzt werden. Hierzu eignen sich Anwendungen mit trockener oder feuchter Wärme, wie es z.B. Moor- und Fangopackungen darstellen, medizinische Bäder, Elektroanwendungen, Unterwasser- und Trockenmassagen. Zu Zeiten hoher entzündlicher Krankheitsaktivität allerdings kann auch hierbei Zurückhaltung notwendig werden. In den letzten Jahren wurden positive Erfahrungen mit der Behandlung in sog. Kältekammern gemacht. Auch dieser Punkt sollte Gesprächsthema mit Ihrem behandelnden Arzt sein. Niemals aber können diese passiven physikalischen Maßnahmen die medikamentöse oder krankengymnastische Behandlung ersetzen. Sie unterstützen sie lediglich.

Eine früher häufig angewandte Behandlung mit radioaktiven Substanzen ist heutzutage durch die guten Behandlungserfolge mit den anderen oben genannten Therapiemöglichkeiten in den Hintergrund getreten. Die Behandlung mit Röntgenstrahlen ist relativ wenigen Krankheitssituationen vorbehalten.

Was kann man über diese Therapiemöglichkeiten hinaus tun?

Liegen

Grundsätzlich sollten Sie sowohl im Bett als auch auf der Gymnastikmatte (Wolldecke) so flach wie möglich liegen. **Das heißt: So flach wie möglich, aber auf jeden Fall schmerzfrei!** Dies gilt nicht nur für die Rückenlage, sondern auch für die Seit- bzw. Bauchlage. So können Sie die Nachtruhe zum Ausgleich der täglichen Belastung und der damit verbundenen krümmenden Faktoren am besten nutzen.

Matratze

Generell gesehen ist eine eher mittelharte Matratze von Vorteil, da sie ein zu starkes Einsinken der Körperschwerpunkte (Gesäß/Becken) verhindert. Nutzen Sie, bevor Sie sich eine neue Matratze kaufen, die Möglichkeit, auf verschiedenen Matratzen Probe zu liegen und sich eventuell die Matratze für einige Nächte auszuleihen. Gute Fachgeschäfte bieten diese Möglichkeit von sich aus an.

Wasserbett

Auch hier müssen Sie zunächst probieren, nicht nur wegen der Lagerung, sondern auch, ob sie die Schwingungen über längere Zeit tolerieren können. Denken Sie daran, daß auch jedes Umdrehen des Partners Ihre Nachtruhe beeinträchtigen kann. Allerdings gibt es jetzt auch Wasserbetten, die herkömmlichen Matratzen entsprechen. Darüber hinaus kann man diese Betten nur im Geschäft ausprobieren.

Lagerungsmaterialien

Zur Abstützung der natürlichen Wirbelsäulen-Höhlungen im Bereich der Halswirbelsäule (HWS) und Lendenwirbelsäule (LWS) haben sich schon seit langem die sog. Lordose-Kissen bewährt; diese sind in manchen Fällen jedoch zu dick (LWS) oder zu dünn (HWS). Hier können Sie sich in Geschäften, die Schaumstoffe führen, das passende Kissen – je nach Härte bzw. Stärke (Dicke) – zuschneiden lassen. Ein Nachteil der fertig zugeschnittenen Lordose-Kissen ist die geringe Breite (ca. 30 cm) derselben, die ein ruhiges Schlafen ohne herunterzurollen schwierig machen. Hier wäre es günstig, sich entweder zwei Lordose-Kissen nebeneinander unter das Bettlaken zu schieben, um ein Wegrutschen zu vermeiden, bzw. beim Herumdrehen im Schlaf eine gleichmäßige Abstützung der Wirbelsäule zu gewährleisten, oder sich ein Kissen im Fachgeschäft in Bettbreite zuschneiden zu lassen. Eine weitere Möglichkeit ist ein zusammengerolltes Handtuch in entsprechender Länge und vor allem Dicke. Dieses kann man je nach Bedarf variieren! Für die HWS bzw. den Nacken gibt es die unterschiedlichsten Kissenvarianten – auch hier ist es wichtig auszuprobieren: Das Kissen darf nicht zu hoch sein, es darf aber auch nicht nur den Nacken unterstützen und den Kopf nach hinten wegkippen lassen. Optimal ist die Abstützung der HWS in leichter Lordose bei herangezogenem Kinn.

Vorschläge

Handtuch s.o., Nackenhalbrolle über Bettbreite, Witschi-Kissen, Vital-Kissen, Tempur-Kissen, „the Pillow“.

Der Vorteil bettbreiter Lagerungskissen ist ein ruhigerer Schlaf (Sie müssen das Kissen beim Drehen nicht „mitnehmen“), und vor allem eine Abstützung in allen Schlaflagen:

Rückenlage ▶ LWS/HWS
Seitenlage ▶ Taille und Kopf/HWS
Bauchlage ▶ LWS und Kopf

Wenn Sie bei stärkerer Kyphosierung in der BWS trotzdem die Bauchlage ausprobieren wollen und das Gymnastik-Programm in der Bauchlage als wohltuend und wichtig erkannt haben, besorgen Sie sich ein festes Schaumstoffkissen in entsprechender Größe und Dicke. Bewährt haben sich Kissen mit den Maßen 60 × 45 × 10 cm. Dabei sollte das Kissen von der Achsel bis zu den Hüftgelenken reichen, um die Wirbelsäule gut abzustützen und auch in der Bauchlage Schmerzfreiheit und Bewegungsfreiheit beim Üben zu gewährleisten.

Am Arbeitsplatz

Wechsel der Arbeitsposition

Egal, ob Sie eine Tätigkeit im Sitzen oder im Stehen ausüben, versuchen Sie, sich soviel Abwechslung wie nur möglich bezüglich Ihrer Arbeitshaltung zu verschaffen. Nutzen Sie als „sitzender Mensch" jede Gelegenheit aufzustehen und umherzugehen, als „stehender Mensch" jede Gelegenheit, um Gewicht abzugeben, d.h. anlehnen, hinsetzen etc.

Darüber hinaus überlegen Sie sich, ob Sie vielleicht die eine oder andere Dehnübung aus dem nachfolgenden Programm mit in den Arbeitsalltag integrieren können. Diese Übungen sind nicht immer gleich für die lieben Mitmenschen als Gymnastik erkennbar!

Sitzen

Die richtige Sitzhöhe

Egal, ob Sie Stuhl, Hocker, Sessel (?) oder vielleicht sogar Pezziball als häufiges Sitzmaterial verwenden, achten Sie bitte immer darauf, daß die Sitzhöhe erst dann die optimale Aufrichtung ermöglicht bzw. erleichtert, wenn das Becken etwas höher ist als das Knie. Der Oberschenkel fällt also ganz leicht vom Becken zum Knie ab. Diese Stellung erleichtert in jedem Fall die Beckenkippung nach vorne, die für eine möglichst leichte, spielerische Aufrichtung von grundlegender Bedeutung ist.

Darüber hinaus gehört zum aktiven, aufrechten Sitzen ein mindestens hüftbreites Aufsetzen der Füße, die Fußspitzen und Knie sollen dabei leicht nach außen zeigen, das Gesäß und nicht die Oberschenkel sollen auf der Stuhlfläche aufliegen! Dies bedeutet dann natürlich: Kein Anlehnen mehr, sondern aktives Sitzen und damit schon eine leichte Stimulierung der Rückenmuskulatur!

Denken Sie daran: Aufrechtes Sitzen soll spielerisch und leicht sein – wenn auch am Anfang vielleicht ungewohnt – denn nur so können sie über längere Zeit die günstige, vordere Sitzposition einhalten.

Probieren Sie selbst verschiedene Sitzpositionen und deren Auswirkungen auf die Haltung aus:

- *vordere* – mittlere – hintere Sitzposition
- *breite*, schmale Beinstellung
- tiefes, mittleres, *hoh*es Sitzmöbel

Achtung: Übereinandergeschlagene Beine machen jede Aufrichtung unmöglich!

Möglichkeiten, den „Sitzalltag" zu erleichtern

a) Bemühen Sie sich um einen geeigneten Stuhl
   - Schreibtischstuhl (höhenverstellbar, in sich beweglich, Möglichkeiten zur Verkleinerung der Sitzfläche, Rollen?)
   - Stehstuhl, Stehhilfe

Arbeitsplatzgestaltung „Sitz"

b) Versuchen Sie, Ihre Arbeit über den Schreibtisch zu verteilen, d.h. Telefon links, Computer rechts, in der Mitte die Tastatur! Dies trainiert vor allem Ihre HWS in alle Bewegungsrichtungen.

c) Versuchen Sie, einige Tätigkeiten im Stehen zu erledigen, wie z.B. Diktieren, Telefonieren etc.

d) Nutzen Sie die Möglichkeiten aufzustehen und herumzugehen, z.B. Akten sortieren, Fotokopieren etc.

e) Stellen Sie die Schreibtischhöhe auf Ihre Körpergröße ein – es gibt höhenverstellbare Schreibtische! Evtl. besorgen Sie sich „Beinverlängerungen" für Ihren Schreibtisch. Diese gibt es rund und eckig aus Stahlrohr oder Holz. – Oder basteln Sie sich selber Klötze für Ihre Individualmaße!
   Denken Sie daran, daß die optimale Schreibtischhöhe an Ihre aufrechte Haltung angepaßt sein sollte. Hier sollte sich die

Arbeitsplatte in Höhe des angewinkelten Unterarmes (Ellbogen 90°) befinden.

f) Finden Sie eine schräge Arbeitsfläche bequem? Dann schaffen Sie sich eine Schrägauflage für den Arbeitsalltag an – auch diese gibt es in den unterschiedlichsten Ausführungen (Holz, Acryl, Metall etc.) – und in den unterschiedlichen Schrägen! Die optimale Neigung beträgt 18°. Probieren Sie diese im Geschäft aus. Vielleicht merken Sie schon jetzt, wie angenehm und leicht sich Ihre HWS anfühlt?

g) Wenn sie jedoch die Möglichkeit haben, Ihren Arbeitsplatz noch individueller zu gestalten, wie wäre es dann mit einem Stehpult für Sie?

Stehen

So wie wir bemüht waren, den Arbeitsalltag für „Sitzmenschen" aufzulockern, so wollen wir im folgenden dasselbe für „Steher" versuchen. Hier gibt es einige Grundregeln, die jeder für sich allein zu jeder Zeit und eigentlich an jedem Arbeitsplatz tun kann:

Arbeitsplatzgestaltung „Stand"

a) Wechseln Sie die Belastung vom beidbeinigen Stehen auf „mehr rechts/mehr links".
   Stehen sie parallel oder in Schrittstellung.
   Nutzen Sie – wenn möglich – die sog. „Thekenstellung", d.h., setzen Sie ein Bein etwas erhöht auf.

b) Geben Sie Gewicht ab! Lehnen sie sich so oft wie möglich an: Hinten an der Wand, vorne oder seitlich an der Arbeitsfläche. Stützen Sie sich mit den Händen ab.

c) Wechseln Sie öfter am Tag die Schuhe, d.h. die Schuhhöhe sollte unterschiedlich sein, um die Belastung im Fußbereich (vorne/hinten), aber auch in allen Gelenken zu variieren. Auch die unterschiedliche Beschaffenheit von Schuhsohlen (Leder/hart und Gummi/weich) kann Ihnen den Alltag erleichtern.

Darüber hinaus versuchen Sie bitte auch hier, Ihre Arbeitsfläche an Ihre Körpergröße anzupassen. Denken Sie daran, daß Sie sich nicht ständig bücken sollen! Die Arbeitsfläche sollte ungefähr in Bauchnabelhöhe sein. Nehmen Sie wieder das Unterarmmaß (Ellbogen 90°). Zu häufiges Arbeiten in gebückter Stellung schadet der gesamten Wirbelsäule. Ist die Arbeitsfläche aber zu hoch, führt dies zu Schmerzen im HWS- und Schultergürtelbereich!

Wenn Sie sich doch öfter bücken müssen, versuchen Sie, das Gewicht Ihres Oberkörpers mit einer Hand oder mit beiden Händen abzustützen. Dies geht nicht nur an der Arbeitsfläche, sondern auch an der Wand, sogar an den Oberschenkeln.

Überlegen Sie sich (z.B. zu Hause in der Küche), welche Dinge sie immer/oft/selten oder fast nie benutzen (bzw. täglich, zeitweise, einmal pro Woche, einmal pro Monat usw.). Die häufig benutzten Arbeitsgeräte sollten griffbereit und in Arbeitshöhe sein. Je seltener sie etwas brauchen, desto tiefer oder höher sollte sich dieser Gegenstand befinden.

Achten Sie an Ihrem Arbeitsplatz auch auf Abstellmöglichkeiten wie Hocker, Kisten, herausziehbare Ablagen etc. Nutzen Sie diese, um z.B. schwere Dinge abzustellen bzw. nicht in einem Arbeitsgang von unten nach oben (und umgekehrt) heben zu müssen. Versuchen Sie grundsätzlich immer, dicht am Körper zu heben, das wirkt der Krümmungstendenz bzw. den Schwerkräften in der Wirbelsäule und damit dem Schmerz entgegen. Versuchen Sie, mit beiden Händen zuzugreifen, nicht nur einseitig zu heben. Verteilen Sie also die Gewichte.

Auch kleine Schritte führen zum Erfolg!

Vielleicht ist es Ihnen aber darüber hinaus auch möglich, sich eine Stehhilfe zu besorgen, die ein „Zwischending“ zwischen Stehen und Sitzen am Arbeitsplatz ermöglicht, und damit Ihr Körpergewicht zumindest zeitweise bzw. teilweise abnimmt. Seien Sie hier vielleicht „Vorreiter“ auch für Ihre Arbeitskollegen.

Sicherlich sind Ihnen viele unserer Gedanken bekannt, erschienen Ihnen aber bisher nicht so wichtig oder vielleicht auch lächerlich. Wir können Sie nur auffordern, die eine oder andere unserer Überlegungen auszuprobieren.

Sechs Grundregeln

1. Führen Sie regelmäßig Ihre Atemgymnastik und Ihre krankengymnastischen Übungen durch. Versuchen Sie, die Dehnübungen möglichst täglich in Ihren Alltag zu integrieren. Stellen Sie sich Ihr Übungsprogramm selbständig individuell zusammen. Versuchen Sie aber, im Laufe der Woche alle Übungen – auch die weniger angenehmen – in Ihr Programm zu integrieren. Wechseln Sie nicht zu häufig die Ausgangsstellung. Das spart Zeit und ist zudem sinnvoller und intensiver.
2. Vermeiden Sie Fehlhaltungen (siehe *Sitzen, Stehen, Liegen* im vorigen Kapitel) und längeres Verweilen in ein und derselben Körperhaltung sowie einseitige Belastungen im Beruf und in der Freizeit.
3. Verbannen Sie das weiche Kopfkissen aus Ihrem Bett und benutzen Sie stattdessen entsprechende Unterlagen, wie z.B. „Witschi-, Tempur-, Lordose-Kissen, the Pillow" o.ä. Schlafen Sie – wenn möglich – auch zeitweise in Bauchlage!
4. Denken Sie daran, regelmäßig zur ärztlichen Kontrolluntersuchung zu gehen, bei Medikamenteneinnahme mindestens vierteljährlich. Bei Besonderheiten suchen Sie natürlich den Arzt sofort auf.
5. Lassen Sie sich Ihre krankengymnastischen Übungen in regelmäßigen Abständen von einer ausgebildeten Krankengymnastin korrigieren und bedienen Sie sich der passiven physikalischen Möglichkeiten, wie z.B. Wärmeanwendungen, als Packung oder Bad auch für zu Hause geeignet. Sprechen Sie auch darüber mit Ihrer behandelnden Krankengymnastin!
6. Gehen Sie regelmäßig zu einer in Ihrer Nähe befindlichen Therapiegruppe zur wöchentlichen Gruppengymnastik. Außerdem hat sich Muskelaufbautraining als sehr sinnvoll erwiesen. Von besonderer Wichtigkeit ist dabei die Kräftigung der rückwärtigen aufrichtigen Muskulatur. Üben Sie dabei nicht die Maximalkraft, sondern mehr die Muskelausdauer.

Hilfen für Ihr Gymnastikprogramm

1. Für die Atemgymnastik benötigen Sie einen ausreichend hohen, standfesten Hocker. Die Höhe richtet sich nach Ihrer Körpergröße bzw. Beinlänge, d.h. im Sitzen sollte der Po etwas höher sein als die Knie. Üben Sie möglichst bei leicht geöffnetem Fenster, setzen Sie sich aber nicht dauerhaft der Kälte aus (z.B. im Winter) und meiden Sie Zugluft. Führen Sie die Übungen schwungvoll, aber nicht mit Kraft aus. Die Atemübungen sollten auf jeden Fall ruhig und gleichmäßig sein.
2. Für die Übungen in Bauch-, Seit- und Rückenlage besorgen Sie sich eine Gymnastikmatte – testen Sie auch hier vorher Größe und Stärke! Sie können aber auch auf einer oder zwei Wolldecken üben. Darüber hinaus legen Sie sich gleich zu Anfang das für Sie individuelle Lagerungsmaterial bereit, wie z.B. Lordose-Kissen für die LWS und HWS, oder entsprechend dickere Kissen wie „Vital-, Witschi-, Tempur-Kissen" oder „the Pillow" bzw. ein festes großes Schaumstoffkissen für die Bauchlage (wenn nötig). Denken Sie immer daran, daß die Ausgangsstellung angenehm und schmerzfrei sein soll, was durch eine gute Lagerung und Abstützung in jeder Position möglich ist. Das heißt grundsätzlich: So viel wie nötig, aber so wenig wie möglich in bezug auf das Lagerungsmaterial.
3. Für die Übungen auf dem Pezziball benötigen Sie einen Übungsball (Original-Pezziball, Physioball o.ä.), der auch wieder Ihrer Körpergröße angepaßt sein sollte. Auch hier sollten Sie – wenn möglich – die Sitzhöhe im Geschäft oder bei Ihrer behandelnden Krankengymnastin ausprobieren. Dazu sollte der Ball fest aufgepumpt sein und dem angegebenen Durchmesser entsprechen. Nach unseren Erfahrungen ist ein Durchmesser von 65 cm bis zu einer Körpergröße von

1,70 m ausreichend. Wer größer ist, sollte die nächste Ballgröße (85 cm) nehmen. Wenn Ihnen dieser Unterschied sehr groß vorkommt und Sie selber das Gefühl haben, der kleinere Ball ist etwas zu klein, der größere aber zu hoch, nehmen Sie den größeren Ball, aber pumpen Sie ihn nicht voll auf.

Krankengymnastisches Übungsprogramm

Das nun folgende krankengymnastische Übungsprogramm entspricht der täglich in der Rheumaklinik Oberammergau durchgeführten Gruppentherapie.

Patienten, die unsere Übungen bereits kennengelernt haben, können die Übungen parallel zur Ansage mitmachen. Alle anderen sollten zunächst die komplette Broschüre aufmerksam lesen, um mit Text und Bewegung vertraut zu werden. Zur besseren Unterscheidung werden die Übungen durch schwarze Abbildungen dargestellt – die Atemübungen durch blaue.

Wir beginnen mit der Atemgymnastik und lassen dann die Mobilisations- und Kräftigungsübungen am Boden auf der Matte in Rückenlage, Seitlage rechts und links, Bauchlage und Vierfüßlerstand folgen. Danach ergänzen Übungen auf dem Pezziball, Übungen im Stand an der Wand sowie Dehnübungen für den Alltag das Programm.

Die Übungen, die auf der CD enthalten sind, sind in der Broschüre mit der jeweiligen Track-Nummer gekennzeichnet. Darüber hinaus enthält die Broschüre weitere Übungsanregungen am Ende jeder Ausgangsstellung. So ist es jedem Patienten möglich, sich sein individuelles Übungsprogramm immer wieder neu zu gestalten. Wechseln Sie jedoch nicht zu häufig die Ausgangsstellung, nehmen Sie sich nicht zuviel vor, aber üben Sie täglich.

Atemgymnastik

Übungen aus dem Stand

CD: Track-Nummer 1

WS-Aufrichtung

Ausgangsstellung: Stand, die Beine stehen hüftbreit auseinander, der Blick geht geradeaus. Ein Arm ist in Vor-, ein Arm ist in Rückhalte. Stehen mit leicht geöffneten Beinen bedeutet mehr Streckung in den Hüftgelenken und bessere Lordosierung (leichte Hohlwölbung) in der LWS. Gleichzeitig steht man leicht gegrätscht viel sicherer (größere Standfläche).

Übung (als graue Abbildung gekennzeichnet): Die Arme wechselseitig vor- und zurückschwingen, dabei leicht in den Knien nachgeben.

▶ Zunächst ganz leicht und locker, dann bis zur vollen Armhebung steigern (in der Armhebung zeigt der Daumen nach hinten).

▶ Variation: Den Oberkörper gut zur Seite mitdrehen (Mobilisation!)

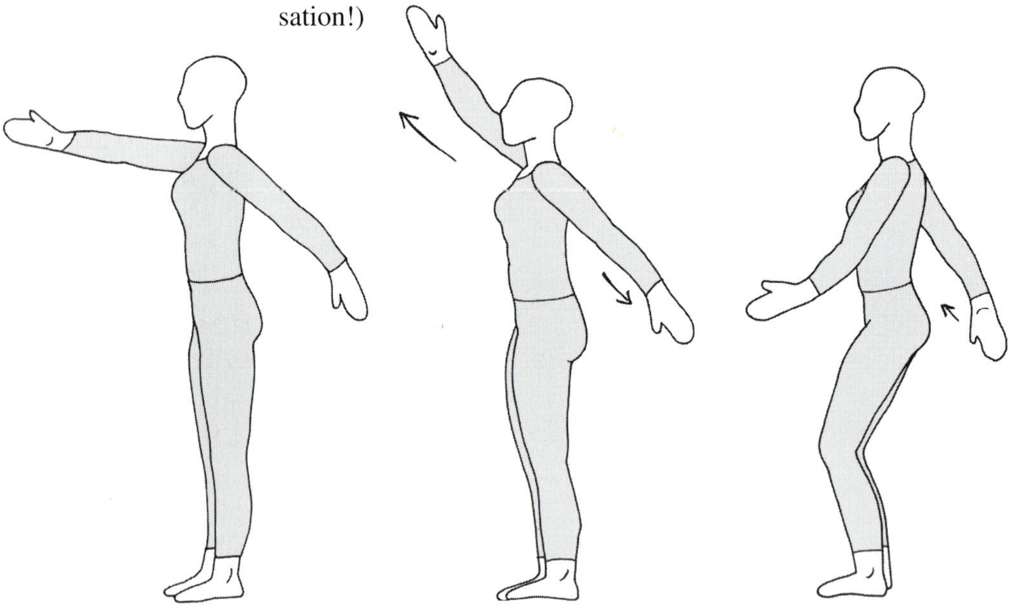

Atemübung (als blaue Abbildung gekennzeichnet): Die Arme auspendeln lassen und dabei durch den Mund auf „sss" ausatmen.

Die Arme über vorne zur Seite ziehen, dabei die Handflächen zur Decke drehen, das Brustbein nach vorne-oben schieben und durch die Nase einatmen. Die Arme locker herunterführen und durch den Mund ausatmen (schsch ... , ssss ... , ffff ...). Benutzen Sie zur Ausatmung einen Strömungslaut, dieser verlängert die Ausatmung und vertieft gleichzeitig die nächste Einatmung.

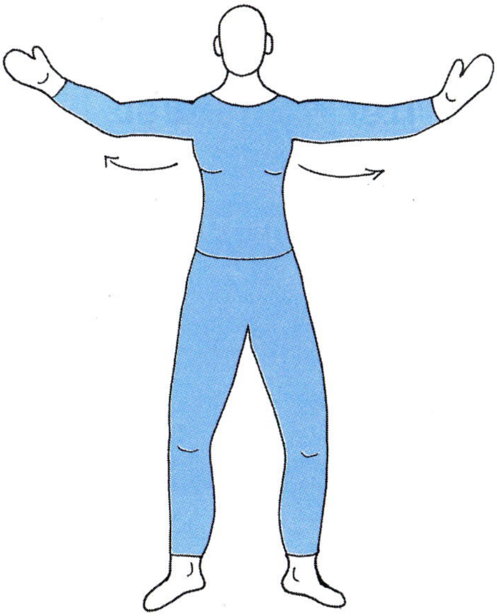

CD: Track-Nummer 2

Brustkorbhebung

Ausgangsstellung: Stand, die Arme jedoch in Seithalte.

Übung: Die Arme locker herunterführen, leicht vor dem Körper kreuzen lassen und über die Seite wieder hochschwingen. Den Daumen dabei ab Schulterhöhe nach hinten zeigen lassen, die Ellbogen nicht ganz strecken (Arme sollen über dem Kopf ein Oval bilden). Die Schultern tief lassen.

Atemübung: Wie vorhergehende Übung , aber *mit* der Atmung. Langsam die Arme über die Seite anheben, Schulter tief lassen und einatmen, beim Senken ausatmen.

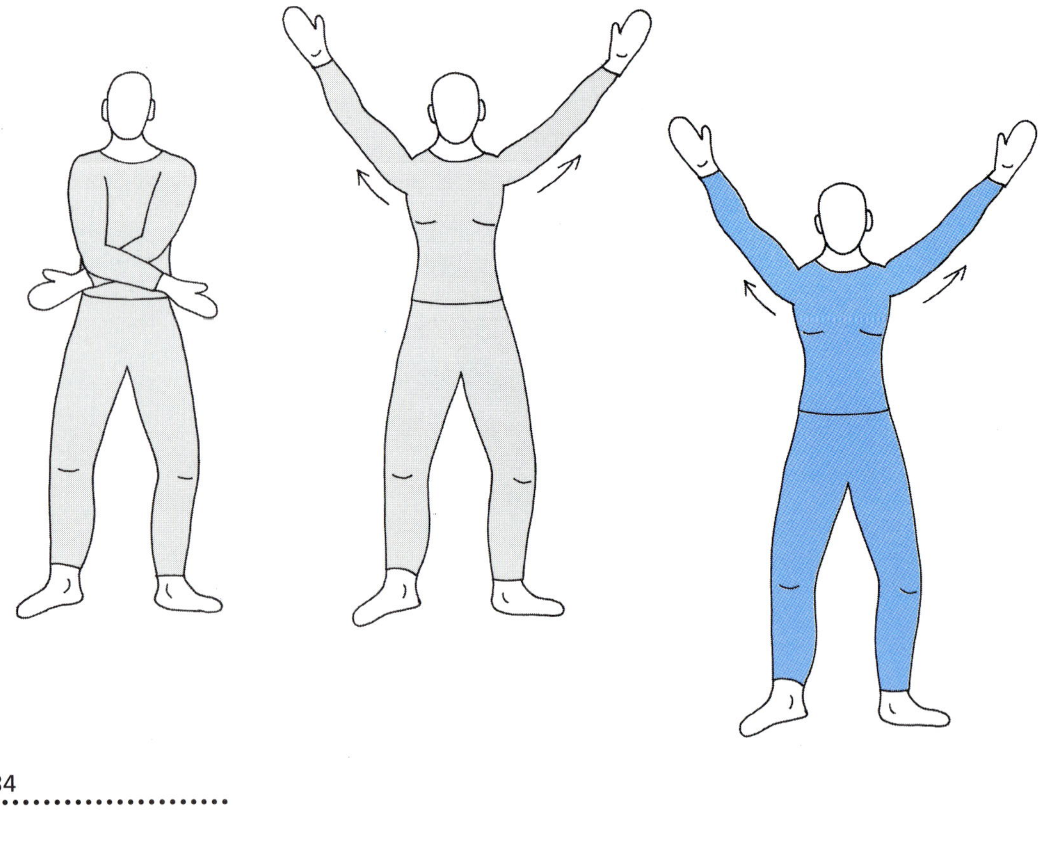

CD: Track-Nummer 3

Ausgangsstellung: Stand, beide Arme nun in Vorhalte.

WS-Mobilisation
▶ **Rotation**

Übung: Beide Arme kreisen zusammen rechts und links neben dem Körper (Achterschwung), den Oberkörper locker mitdrehen und den hinteren Arm etwas höher ziehen. Beim Abwärtsschwung leicht in den Knien nachgeben.

▶ Der Körper geht locker in den Schwung mit, d.h. sowohl in die Drehung als auch in die Auf-/Abbewegung.

Alle Gelenke (v.a. Knie und Ellbogen) sollen in sich nachgiebig sein, der Schwung soll weich und rund sein.

Atemübung: Wie vorher, die Arme langsam mit der Einatmung über vorne heben (Daumen nach hinten), die Schultern tief lassen, mit der Ausatmung langsam über vorne senken.

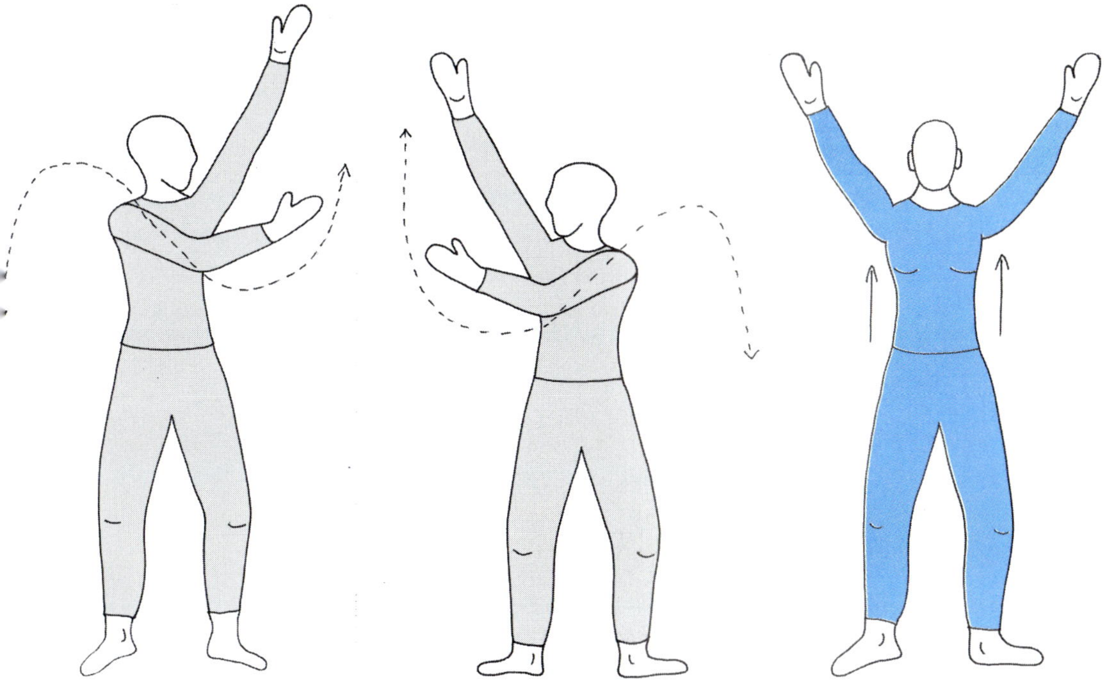

Übungen auf dem Hocker

CD: Track-Nummer 4

Ausgangsstellung: Sitz auf dem Hocker. Auf der vorderen Hockerhälfte sitzen, die Beine stehen etwa hüftbreit auseinander (eher weiter), Knie und Fußspitzen zeigen leicht nach außen.

WS-Stabilisation

Übung: Die Hände liegen locker auf dem Brustbein, das Brustbein nach vorne-oben schieben, Schulterblätter Richtung Wirbelsäule ziehen, den Nacken lang machen und dabei den Oberkörper in kleinen Bewegungen nach rechts und links drehen (Vorstellung: „Sich zur Decke hochschrauben“).

Bewußtmachung der Atmung

Atemübung: Die Hände locker auf den unteren Rippenrand legen (nicht einstützen!) und versuchen, unter die Hände zu atmen. Bei der Ausatmung durch *leichten* Druck der Hände den unteren Brustkorbrand schmaler werden lassen. Bei der Einatmung *kein* Druck; Brustkorb unter den Händen bewußt weit machen.

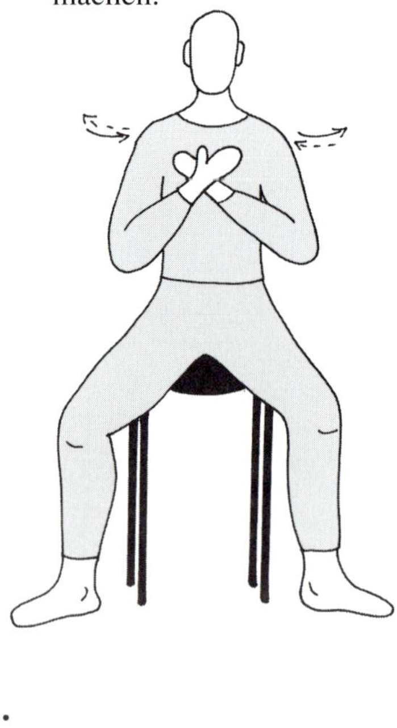

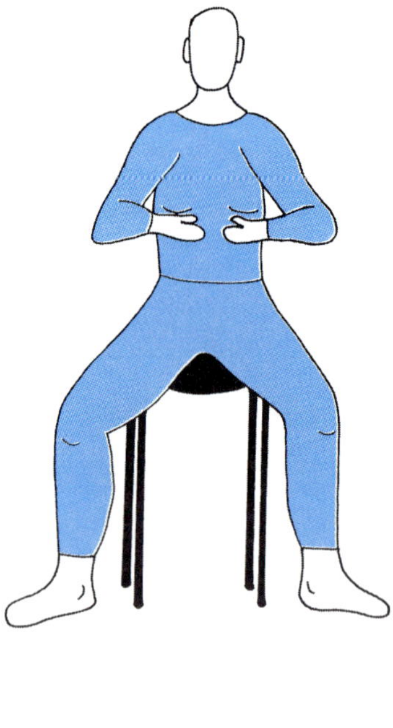

CD: Track-Nummer 5

Ausgangsstellung: Sitz auf dem Hocker.

Übung: Der Kopf dreht nach rechts, „den Blick über den Horizont gleiten lassen", d.h. das Kinn bleibt auf einer Höhe! – Gleichzeitig die linke Schulter zurückziehen (Schulterblatt Richtung Wirbelsäule, Daumen nach hinten), dann wieder zur Mitte zurückdrehen, der Blick geht geradeaus. Den Kopf nach links drehen, die rechte Schulter zurückziehen und wieder zur Mitte zurückkommen.

HWS-Mobilisation
▶ Rotation

Atemübung: Die Arme langsam über die Seite heben, dabei die Schultern tief lassen. Ab Schulterhöhe drehen die Daumen weiter nach hinten. Einatmen! – Mit der Ausatmung die Arme langsam über die Seite senken.

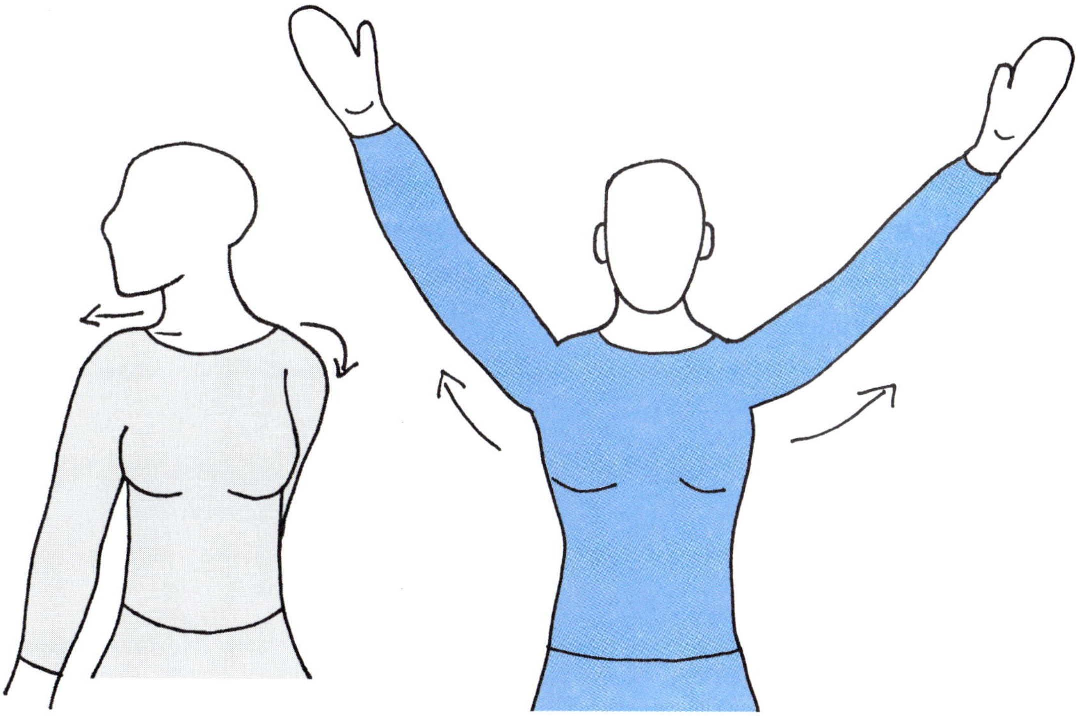

CD: Track-Nummer 6

Ausgangsstellung: Sitz auf dem Hocker.

WS-Mobilisation ▶ Seitneigung

Übung: Mit der rechten bzw. linken Hand in Richtung Boden ziehen, dabei Schulter, Kopf und Oberkörper mitnehmen und den Rumpf zur Seite neigen (mal rechts, mal links). Die Daumen zeigen dabei nach vorne. Die Schultern bleiben tief, das Brustbein vorne oben. Den Po nicht vom Hocker lösen, sondern fest sitzen bleiben. In der Seitneigung einen Moment innehalten und das Gewicht des Oberkörpers wirken lassen. Erst dann wechseln.

Atemübung: Die rechte Hand zieht Richtung Boden, der linke Arm zieht weit über die Seite nach oben (wenn möglich über den Kopf nach rechts), dabei durch die Nase einatmen. Bei der Ausatmung zur Ausgangsstellung zurück, dann gegengleich mit links. (Wichtig: Der Po bleibt fest auf dem Hocker!)

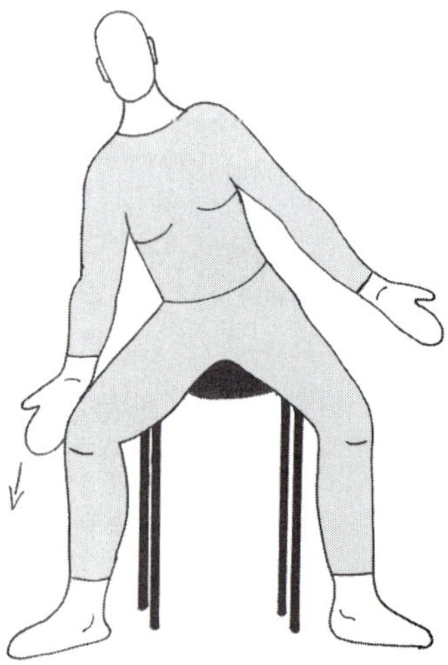

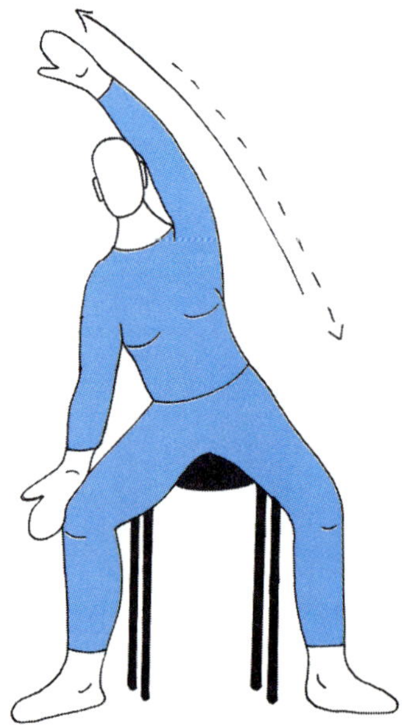

CD: Track-Nummer 7

Ausgangsstellung: Sitz auf dem Hocker.

WS-Mobilisation

Übung: Die rechte Hand liegt außen am linken Knie, der linke Arm ist in Vorhalte. Dann den linken Arm zurückschwingen – nach hinten-oben-außen ziehen, dabei in die Innenhand schauen. Oberkörper bleibt aufrecht.

Atemübung: Die Fingerspitzen der linken Hand locker vor die linke Schulter legen. Ellbogen weit zurückführen, dabei langsam durch die Nase einatmen, Ellbogen wieder zurückführen (aufrecht sitzen bleiben!), durch den Mund ausatmen. Dann Übung und Atemübung gegengleich mit rechts.

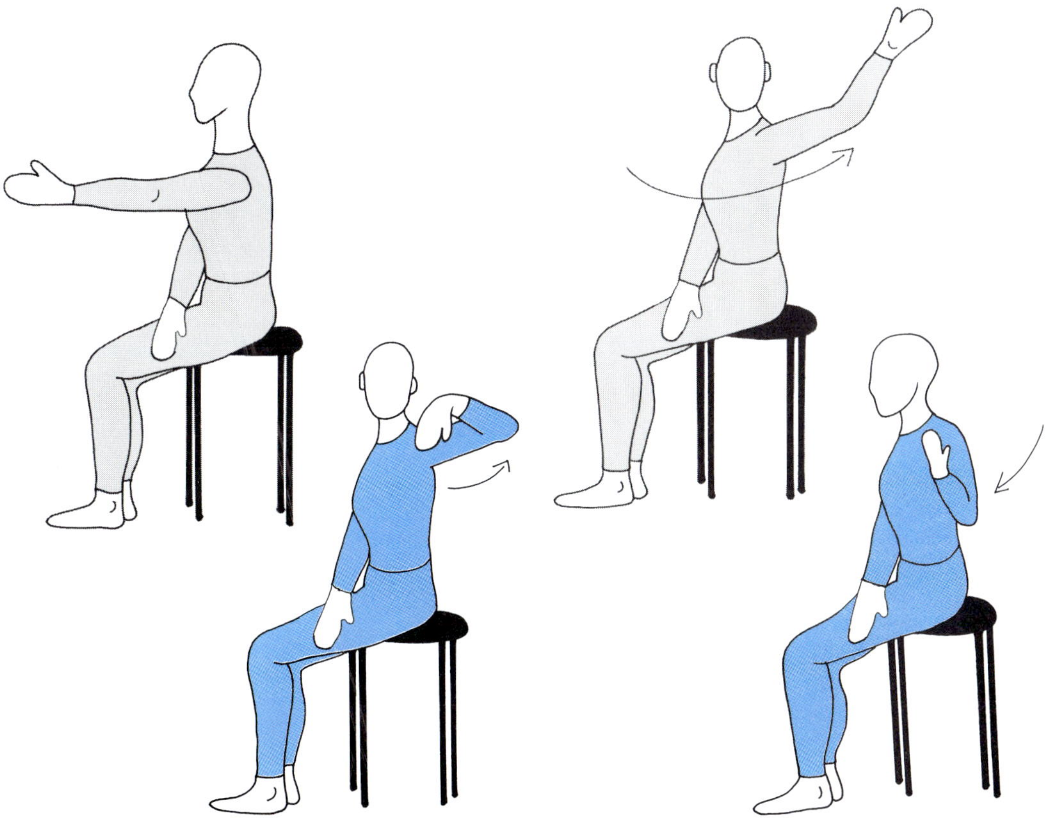

CD: Track-Nummer **8**

Ausgangsstellung: Stand, die Beine stehen leicht gegrätscht, der Blick geht geradeaus.

Übung: Beide Arme zunächst locker vor- und zurückschwingen (gleichseitig). Die Bewegung langsam bis zur vollen Armhebung steigern, dabei Brustbein nach vorne-oben schieben, die Schulterblätter nach hinten-unten ziehen. Einige Male den vollen Schwung ausführen, dann mit jedem Hochschwung im Wechsel mal das rechte, mal das linke Bein mit der Fußspitze nach hinten setzen (keine Belastung auf hinterem Bein!) – die Hüfte gut strecken – vorne insgesamt *lang* werden.

WS-Aufrichtung

Hüftstreckung

Atemübung: Die Arme langsam über vorne heben, nicht zu eng an den Kopf heran (V-förmig), dabei einatmen. Die Arme über die Seite senken und ausatmen.

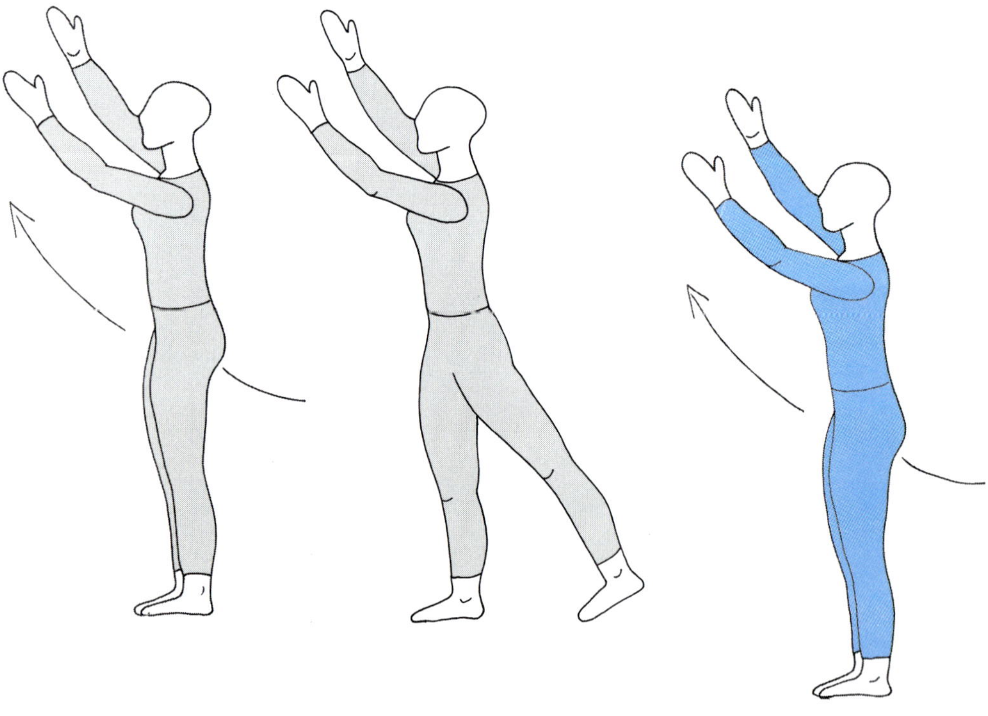

CD: Track-Nummer 9

Ausgangsstellung: Stand, Beine leicht gegrätscht, beide Arme zur U-Halte nach oben nehmen.

Übung: Den rechten Arm zur Decke schieben, dabei das rechte Bein belasten – die ganze rechte Seite lang machen („Rippen auseinanderziehen"); den Arm in U-Halte.

Brustkorb-mobilisation

Zurücknehmen; linken Arm zur Decke schieben, linkes Bein belasten, wieder zurücknehmen. Beim Herunterziehen des Armes das Schulterblatt Richtung Wirbelsäule ziehen.

▶ Die Arme nicht nach unten fallen lassen, sondern zur U-Halte zurückführen, zur Kräfigung der Arm- bzw. Schultergürtelmuskulatur. Insgesamt sollen die Schultern tief bleiben, der Nacken lang!

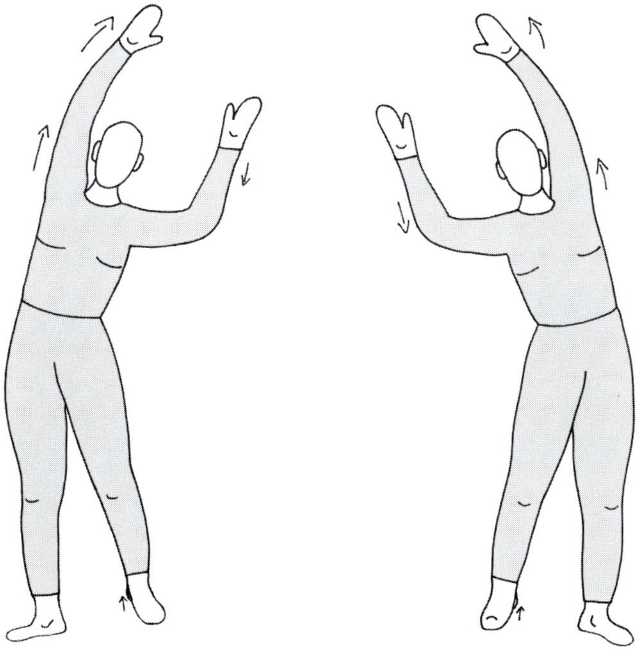

Atemübung: Die linke Hand in der Taille abstützen, den rechten Arm weit über die Seite hochführen, rechtes Bein bleibt belastet und durch die Nase einatmen. Mit der Ausatmung den Arm über die Seite herabführen. Danach wechseln Sie die Seite.
▶ Gute Dehnung der jeweiligen Seite, v. a. Interkostalmuskulatur (Zwischenrippenmuskulatur). Mobilisation des unteren Brustkorbbereiches.

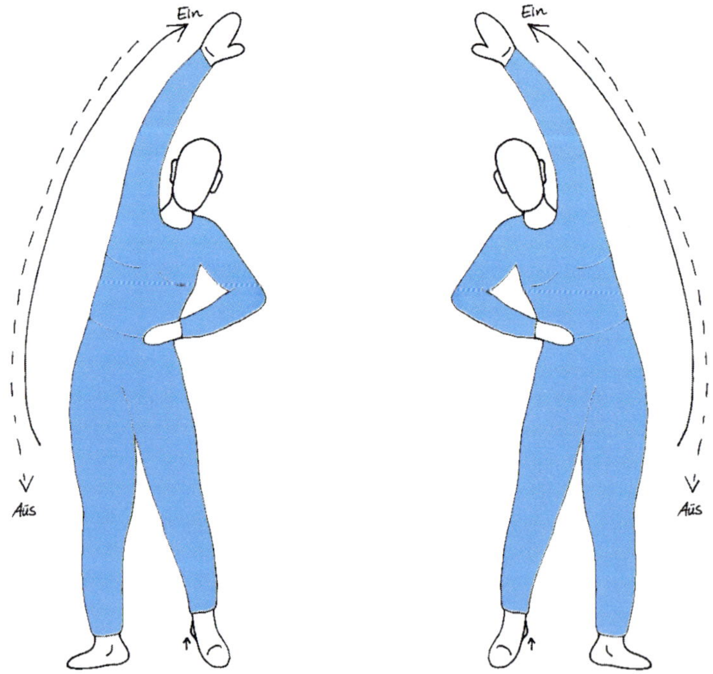

Zusätzliche Übungen (sind nicht auf der CD)

Übungen aus dem Stand

Übung 1

Ausgangsstellung: Ein Arm in Vor-, ein Arm in Rückhalte.

Übung: Die Arme im Wechsel rückwärts kreisen lassen, dabei Oberkörper und Kopf gut in die Bewegung mitgehen lassen, um den Brustkorb bzw. die Brustwirbelsäule zu mobilisieren. Bewegungsrichtung: Vorne hoch – hinten runter! Die Kreise flüssig ziehen, nicht an den Schultern reißen! Die Ellbogen sind leicht in sich gebeugt, nicht durchgestreckt (evtl. den Kopf auch ruhig halten). Arme locker auspendeln lassen und auf „ssss" oder „ffff" ausatmen.

BWS-Mobilisation ▶ Rotation

Atemübung: Wie auf S. 34, aber *mit* der Atmung. Langsam die Arme über die Seite anheben, Schulter tief lassen und einatmen, beim Senken ausatmen.

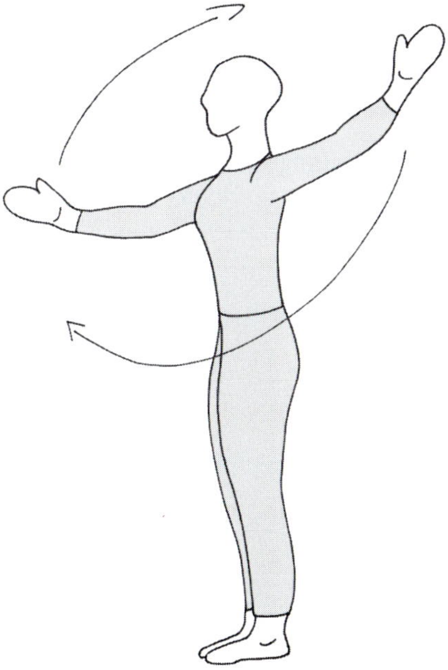

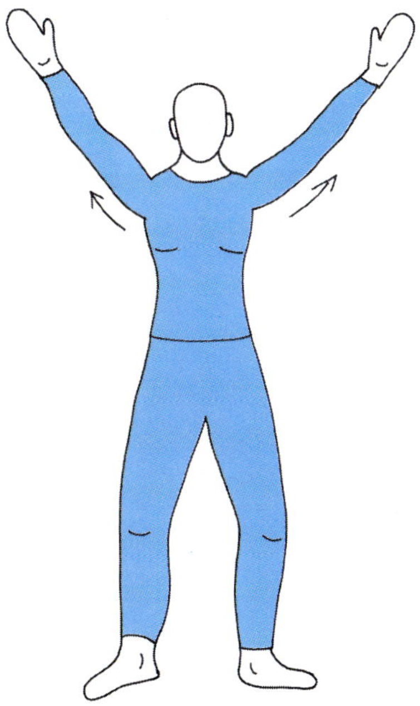

Übung 2

Ausgangsstellung: Wie vorher, beide Arme zur rechten Seite führen.

Rotation

Übung: Die Arme vor dem Körper locker von rechts oben nach links oben schwingen (im unteren Bogen), dabei den Oberkörper gut mitdrehen und das jeweils hintere Bein möglichst lang lassen (Hüftstreckung). Wieder zurück. Üben Sie locker und flüssig und nicht mit Kraft!

Atemübung: Die Arme über die Seite nach oben führen und durch die Nase einatmen. Über vorne die Arme senken und durch den Mund ausatmen. Den Atem gleichmäßig fließen lassen. Nicht pressen, nicht die Luft anhalten.

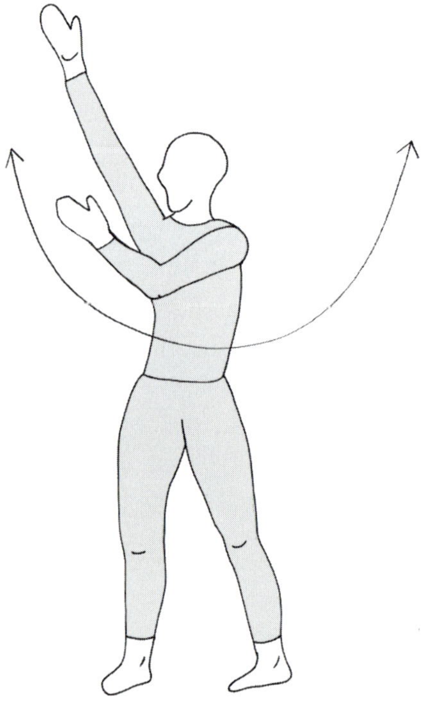

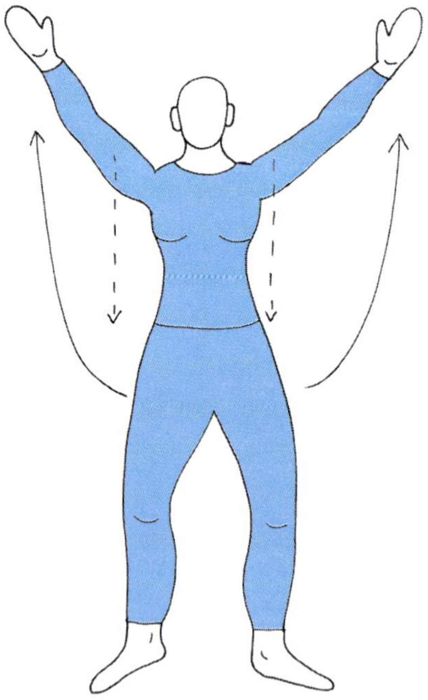

Übung 3

Ausgangsstellung: Beine wie vorher, Arme in Seithalte.

Übung: Mit beiden Armen gleichzeitig kleine Kreise rückwärts ausführen, nicht höher als Schulterhöhe. Die Höhe so wählen, daß die Bewegung flüssig bleibt und kein Schmerz in den Schultergelenken entsteht. Die Ellbogen wieder minimal gebeugt. Auf jeden 2. Armkreis die Luft kräftig durch den Mund ausstoßen – „schsch ...“.

Atemübung: Hier entspricht die Atemübung der Übung.

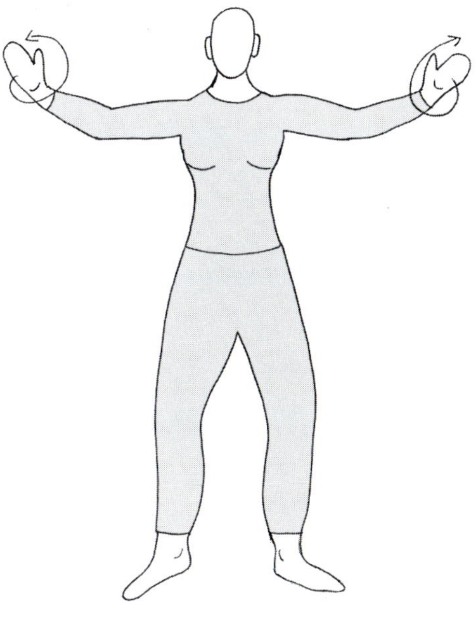

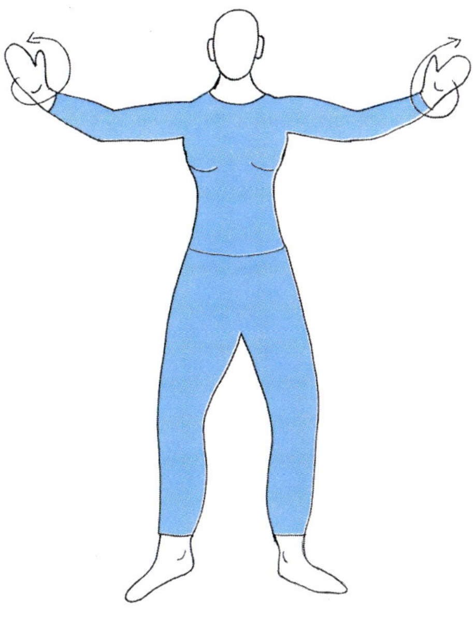

Übungen auf dem Hocker

Übung 1

Ausgangsstellung: Sitz auf dem Hocker.

HWS-Mobilisation ▶ Beugung – Streckung

Übung: Kopf langsam nach vorne neigen, Kinn zieht Richtung Brustbein. Das Gewicht des Kopfes wirken lassen und nachspüren, wie die Nackenmuskulatur lang wird. Kopf wieder heben, aber nicht in den Nacken nehmen! Mehrmals wiederholen. Dann Kinn auf Brustbein sinken lassen und in Endstellung leicht nachnicken oder den Kopf in kleinen Bewegungen nach rechts/links drehen. Der Nacken soll nie kurz werden!

Atemübung: Die Arme mit der Einatmung über vorne-oben führen. Den Kopf nicht einklemmen (V-förmig).
Mit der Ausatmung wieder zurückführen.

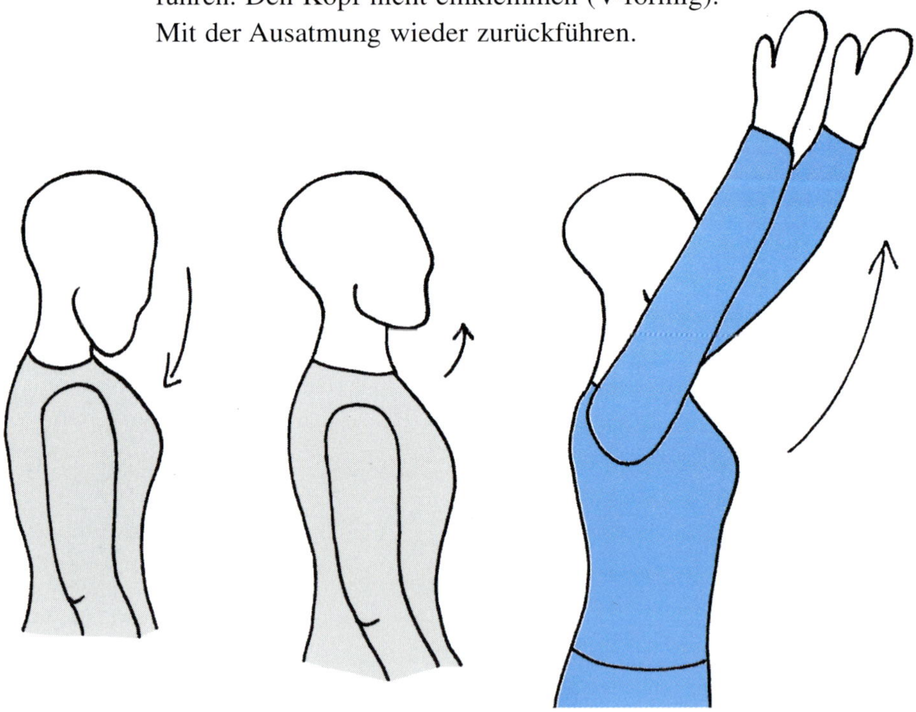

Übung 2

Ausgangsstellung: Sitz auf dem Hocker.

Übung: Beide Arme schwingen gleichzeitig vor und zurück. Mit dem Vorschwung der Arme das Brustbein gut nach vorne-oben schieben und als Steigerung den Oberkörper aus den Hüftgelenken heraus mit nach vorne neigen (der Rücken bleibt lang). Den Schwung verstärken, bis sich das Gesäß leicht vom Hocker löst; mit dem Rückschwung wieder hinsetzen.

WS-Aufrichtung

Atemübung: Die Armbeugeseiten nach außen drehen (Daumen drehen über außen nach hinten), dabei die Schulterblätter nach hinten-unten ziehen, Brustbein nach vorne oben schieben und einatmen. Die Spannung mit der Ausatmung lösen, die Arme locker hängen lassen.

▶ Die Schultern tief lassen!

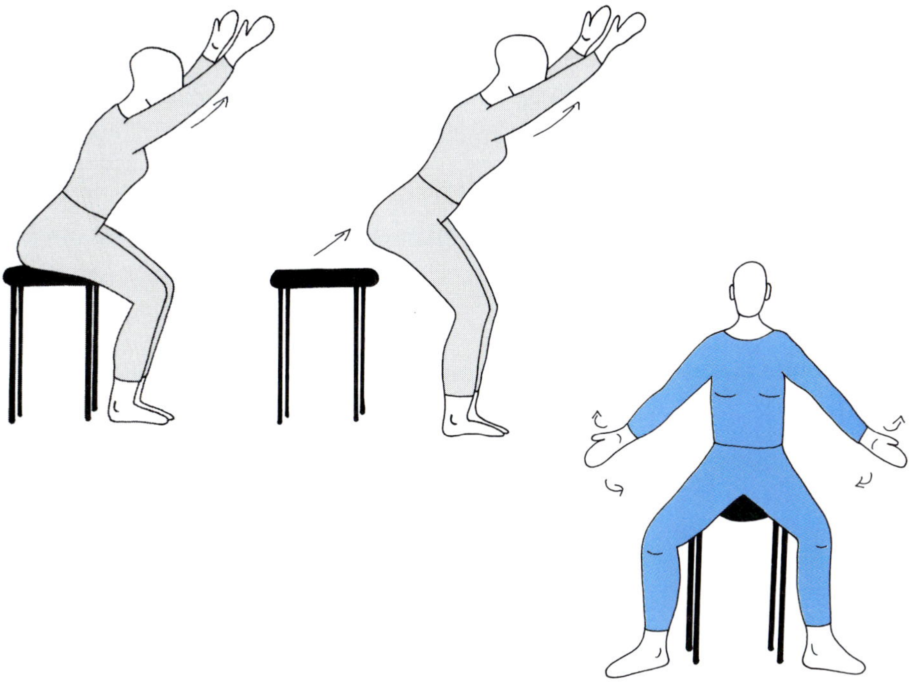

Übung 3

Ausgangsstellung: Sitz auf dem Hocker.

WS-Aufrichtung

Übung: Das rechte Knie mit beiden Händen an den Bauch ziehen, dabei das Brustbein wieder nach vorne-oben schieben, d.h. nicht kleiner werden, sondern versuchen Sie, sich am Knie noch mehr nach oben in die Aufrichtung zu ziehen. Das Bein etwas zur Seite abstellen und die Arme öffnen (Hände auf Schulterhöhe), die Armbeugeseiten zur Decke drehen, das Brustbein schiebt nach vorne-oben, die Schulterblätter ziehen zur Wirbelsäule. Das Knie wieder mit den Händen an den Bauch ziehen und zur Mitte absetzen, dabei die Arme wieder zur Seite ziehen. Danach die Übung mit dem linken Bein ausführen.

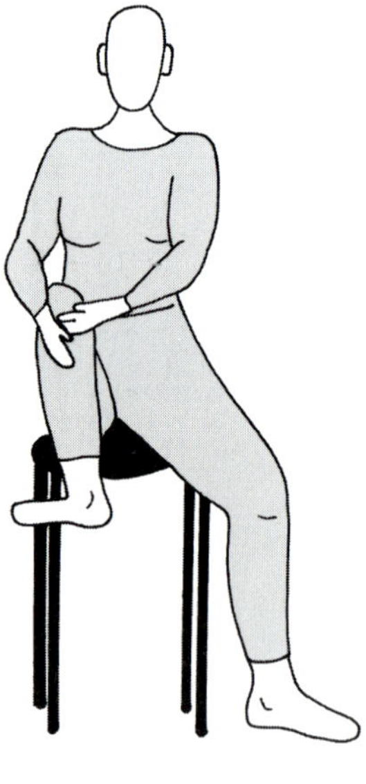

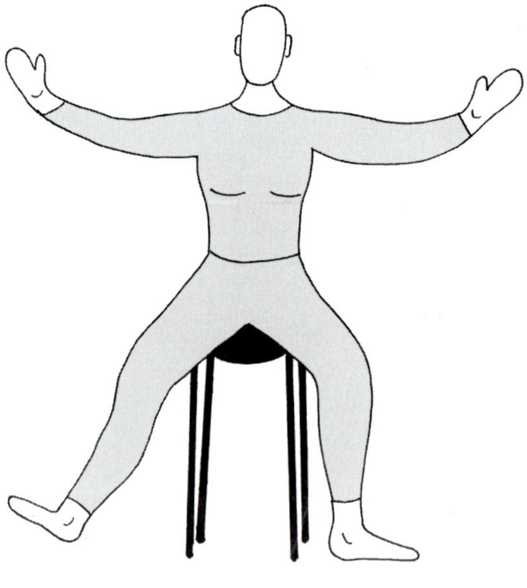

Atemübung: Die Arme locker über vorne zur Seite ziehen, die Daumen drehen über oben nach hinten (Handflächen zeigen zur Decke) und einatmen. Auf Brustbeinhebung und Schulterblattschluß achten! Die Arme wieder locker herabführen und ausatmen.

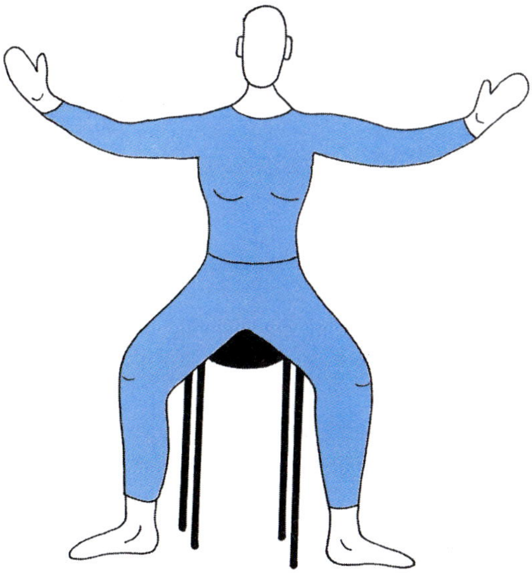

Kopfübungen

Bitte führen Sie alle Kopfübungen langsam und gleichmäßig aus. Vermeiden Sie ruckhaftes Bewegen! Machen Sie zwischen den Kopfübungen immer wieder eine Atemübung bzw. verbinden Sie die Kopfübung mit Ihrer Atemübung.

Übung 1

Ausgangsstellung: Sitz auf dem Hocker.

HWS-Seitneigung

Übung: Die Schultern locker heben und senken, zunächst gleichseitig, dann wechselseitig.

a) Die rechte Schulter heben, Kopf nach rechts neigen (Ohr zieht zur Schulter, Blick bleibt geradeaus!). Dasselbe auf der linken Seite.
b) Nur den Kopf nach rechts bzw. links neigen, die Schultern tief lassen, dabei bewußt die Dehnung auf der Gegenseite spüren.

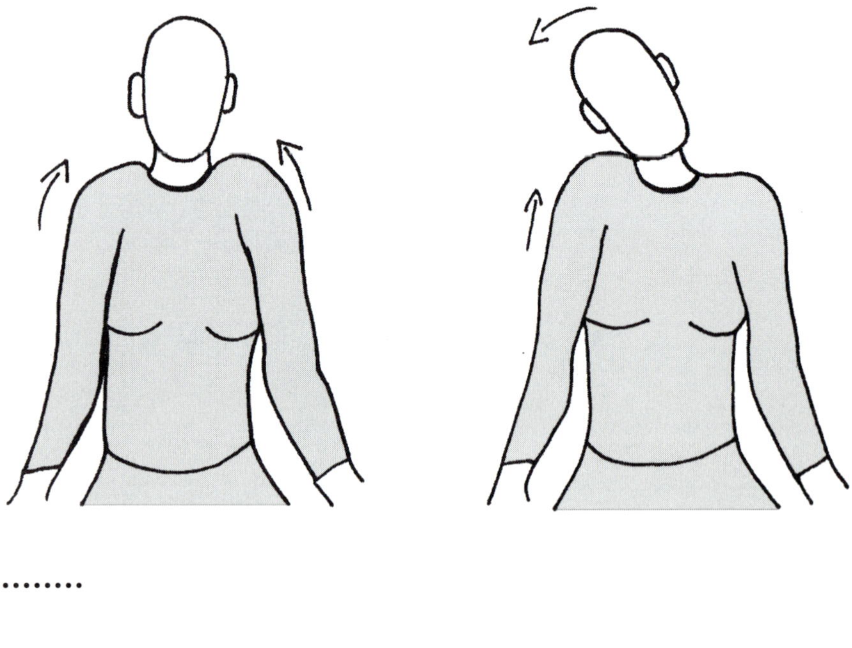

c) Der Kopf neigt sich nach rechts, die linke Schulter zieht nach unten, dabei den Daumen nach außen drehen und das Schulterblatt Richtung Wirbelsäule ziehen (Kopf und Schulter entfernen sich voneinander). Intensivierung der Muskeldehnung! Dasselbe auf der anderen Seite.

Atemübung: Die Arme hängen locker seitlich neben dem Körper. Mit der Einatmung die Arme nach außen drehen, die Schulterblätter nach hinten unten Richtung Wirbelsäule ziehen und das Brustbein nach oben schieben. Mit der Ausatmung wieder locker nachlassen.

Brustbeinhebung

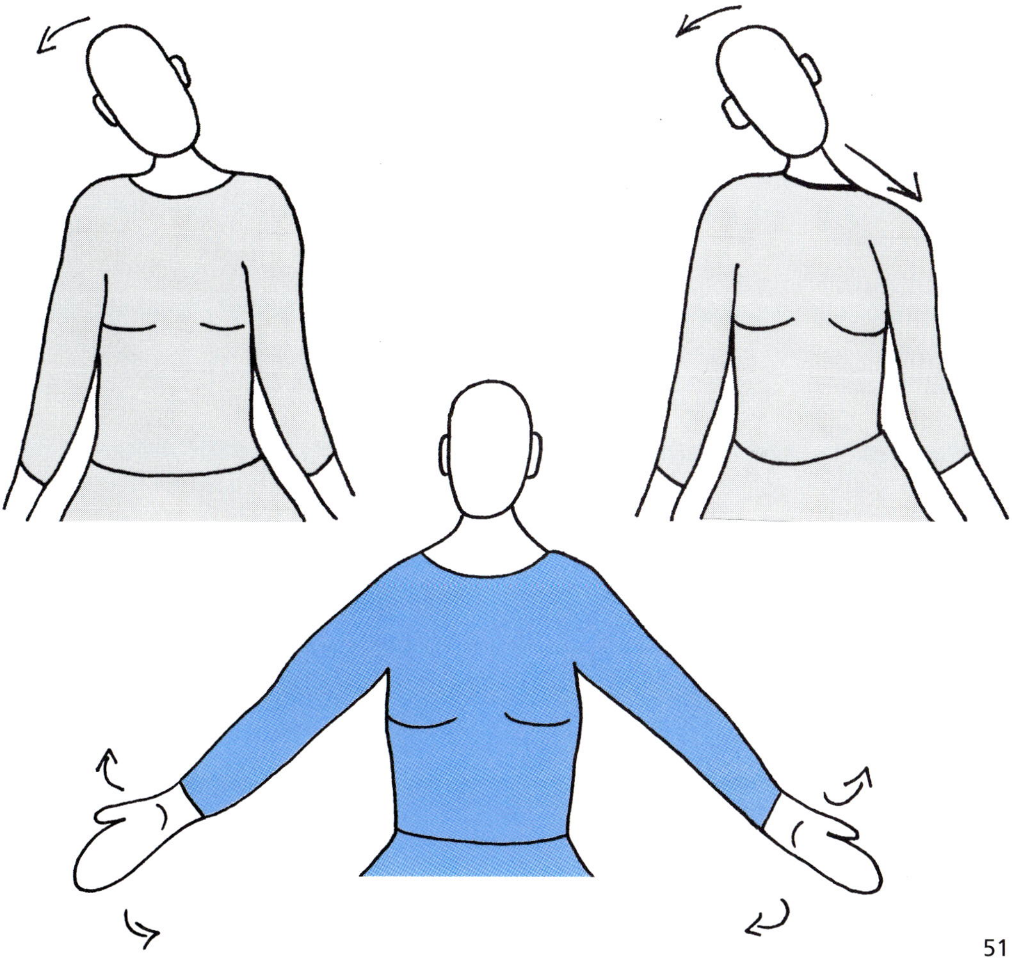

Übung 2

Ausgangsstellung: Sitz auf dem Hocker.

Übung: Kinn zunächst auf einer Höhe lassen, Kopf nach rechts drehen. Dann in Endstellung das Kinn zur Schulter senken (Achtung: Schultern bleiben tief), der Dehnung in der hinteren, seitlichen Muskulatur der Gegenseite nachspüren. Kinn wieder leicht heben, nach links drehen, dasselbe auf der linken Seite. Lassen Sie sich Zeit. Üben Sie langsam und gleichmäßig.

HWS-Rotation und -Flexion

Atemübung: Die Arme mit der Einatmung weit über die Seite nach oben ziehen (nicht zu eng an den Kopf!). Die Schultern tief lassen und das Brustbein nicht sinken lassen. Mit der Ausatmung die Arme langsam senken.

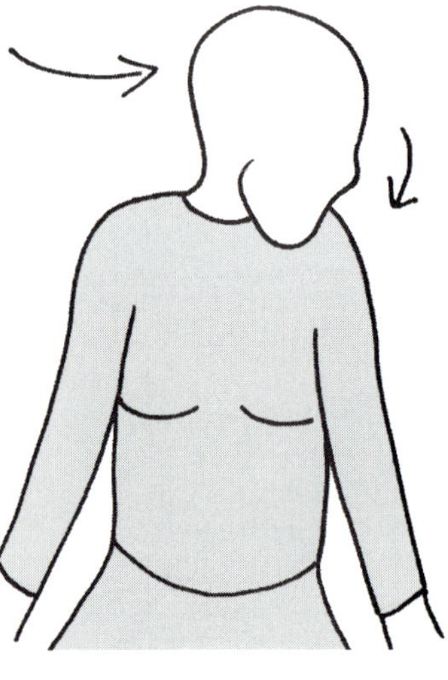

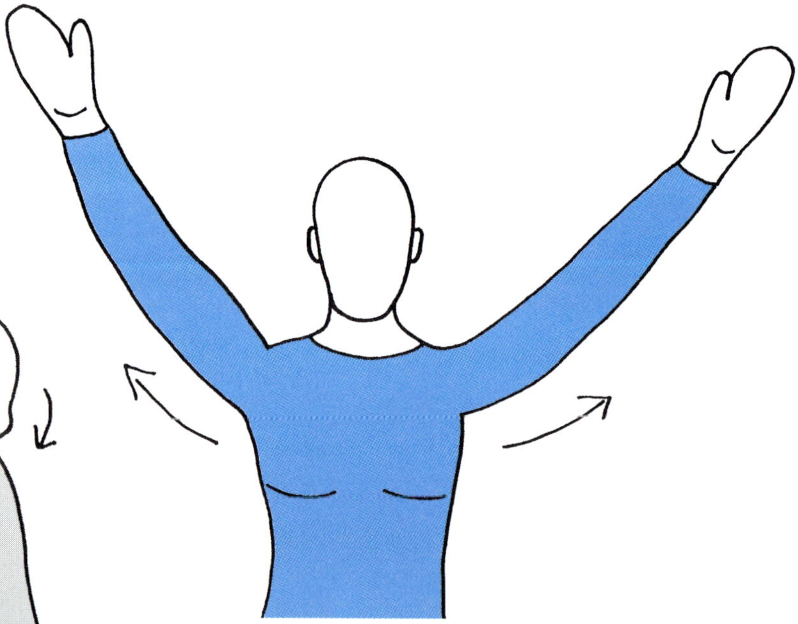

Mobilisations- und Kräftigungsübungen

Übungen in Rückenlage

CD: Track-Nummer 10

Ausgangsstellung: Rückenlage, die Beine liegen hüftbreit auseinander. Die Arme liegen seitlich – nicht zu dicht – am Körper. Die Handflächen zeigen zur Decke, die Daumen nach außen.

Grundspannung

Übung: Arme und Schultern in die Unterlage spannen, die Schulterblätter nach hinten-unten Richtung Wirbelsäule ziehen und das Brustbein zur Decke schieben. Den Hinterkopf leicht in die Unterlage spannen, dabei den Nacken lang lassen. Gleichzeitig die Fußspitzen heranziehen und die Fersen in den Boden spannen. *(Achtung:* Die Knie bleiben immer minimal in sich gebeugt!) – Das Steißbein in die Unterlage spannen und das Becken leicht nach vorne kippen. Es entstehen 2 Hohlwölbungen: Unter den Knien, bzw. viel wichtiger, unter der Lendenwirbelsäule.

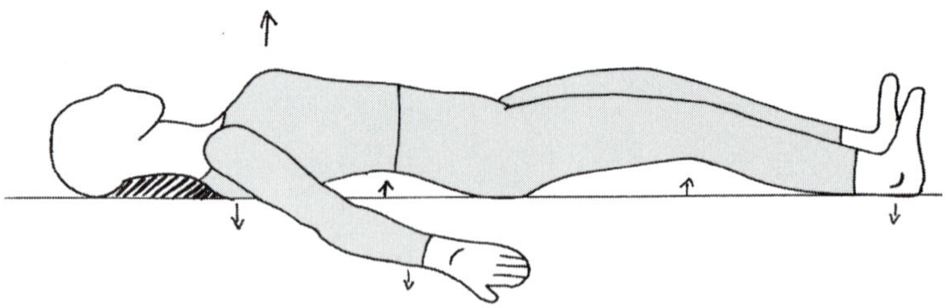

CD: Track-Nummer 11

Ausgangsstellung: Rückenlage, die Beine weiterhin hüftbreit auseinander. Die Handflächen zeigen noch zur Decke, die Daumen nach außen.

Übung: Ohne Spannung (Kraft) die Beine im Wechsel länger machen, d.h. nicht abheben, sondern locker am Boden entlang „über das Mattenende hinaus schieben". Beobachten Sie Ihre Wirbelsäule. Wenn Sie die Übung wirklich entspannt machen, gehen Becken und Wirbelsäule in der Bewegung mit!

Seitneigung (untere WS)

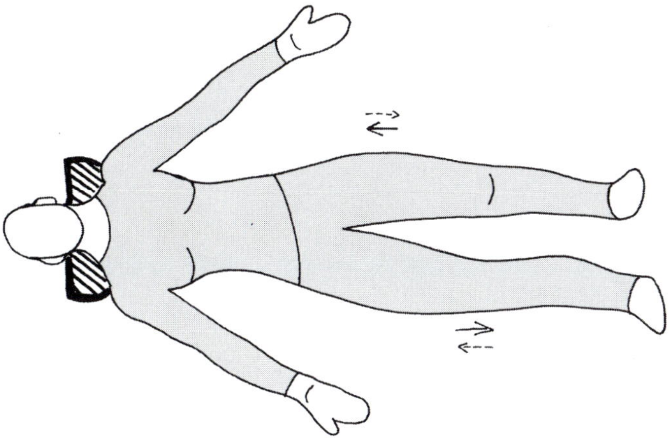

CD: Track-Nummer 12

Ausgangsstellung: Rückenlage, die Arme jedoch in U-Halte bzw. in V-Form nach hinten ablegen. Suchen Sie sich die Stellung, in der Ihre Arme schmerzfrei, aber *ganz* auf dem Boden liegen (Schultern – Ellbogen – Hände). Benutzen Sie evtl. ein Kissen.

Seitneigung (obere WS)

Übung: Die Arme wechselseitig schräg nach hinten-oben schieben, ohne den Kontakt zum Boden zu verlieren. Bei dieser lockeren, entspannten Übung bewegt sich die Brustwirbelsäule bzw. der Brustkorb mit.

Achtung: Die Arme nicht ganz an den Kopf ziehen, sondern V-förmig nach hinten-oben schieben! Die HWS nicht einklemmen und die Schultern nicht hochziehen!

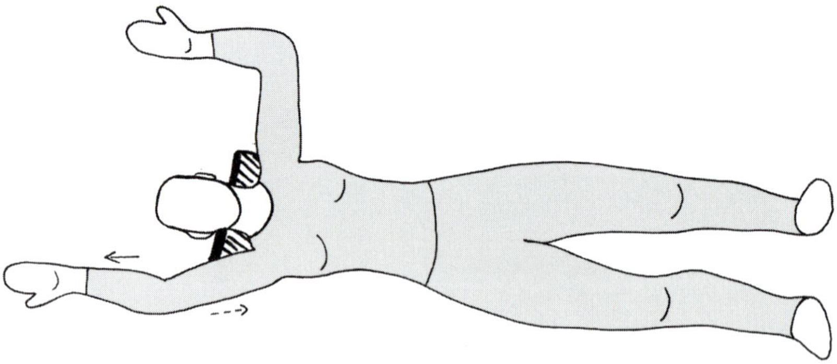

CD: Track-Nummer 13

Ausgangsstellung: Rückenlage, die Beine sind angestellt, stehen aber mindestens hüftbreit auseinander, die Arme in Seitlage, die Handflächen zeigen zur Decke.

Übung: Die Beine locker nach rechts kippen lassen. Dabei die Knie nicht zusammenpressen, sondern das rechte Bein weit in Richtung Boden öffnen. Die linke Schulter und den linken Arm gut in die Unterlage spannen (Schulterblatt Richtung Wirbelsäule). Versuchen Sie, das Anheben der Schulter konsequent zu vermeiden! Wenn möglich: Drehen Sie den Kopf nach links, ohne den Kopf anzuheben.

Rotation im unteren WS-Bereich

Steigerung: Das linke Knie zieht vorsichtig nach – in Richtung rechten Innenknöchel, damit verstärkt sich die Rotation bzw. die Dehnung in die Länge. Zur Mitte zurück und jetzt in die Gegenseite (das andere Knie nach links, rechten Arm in die Unterlage spannen, der Kopf dreht sich nach rechts).

Dehnung der seitlichen Muskulatur im Beckenbereich

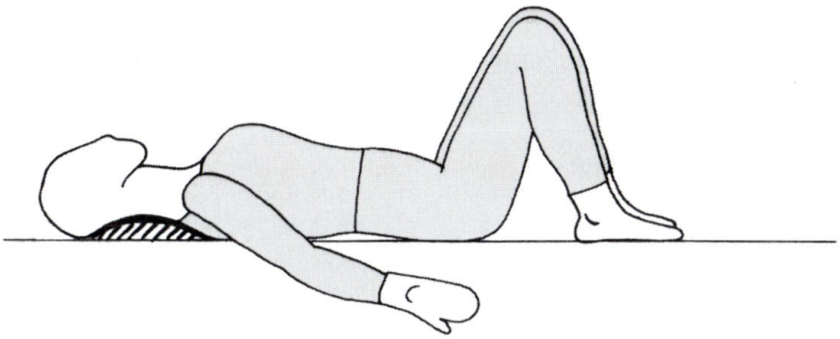

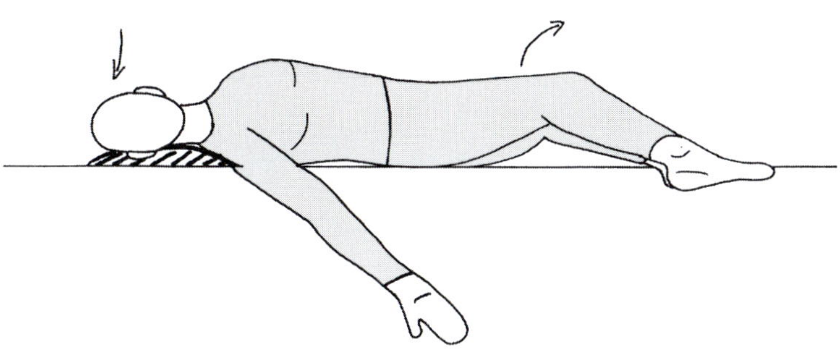

Zusätzliche Übungen (sind nicht auf der CD)

Übungen in Rückenlage

Übung 1

Ausgangsstellung: Rückenlage, Arme in V-Form nach hinten.

Mobilisation in Seitneigung

Übung:

a) Rechten Arm und rechtes Bein hinausschieben und wieder nachlassen. Die Wirbelsäule macht in sich *einen* langgezogenen Bogen. Lassen Sie sich Zeit und versuchen Sie, die Bewegung in der Wirbelsäule nachzuspüren.

b) Rechten Arm und linkes Bein hinausschieben und wieder nachlassen, linken Arm und rechtes Bein hinausschieben und wieder nachlassen, linken Arm und rechtes Bein hinausschieben und wieder nachlassen. Die Wirbelsäule macht in sich *2 kleinere* Bögen (S-Form). Spüren Sie auch dieser Bewegung nach.

a)

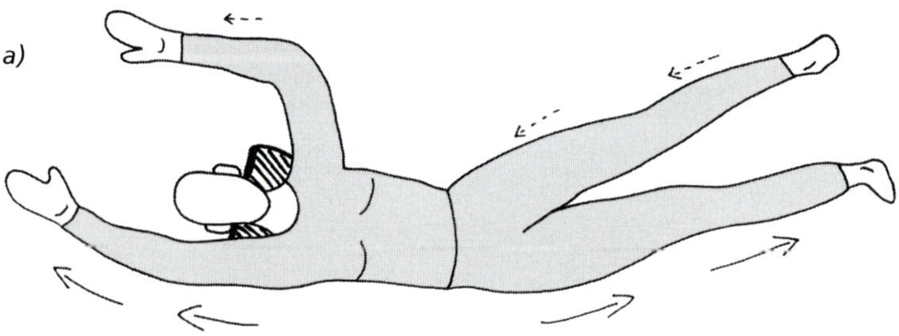

b)

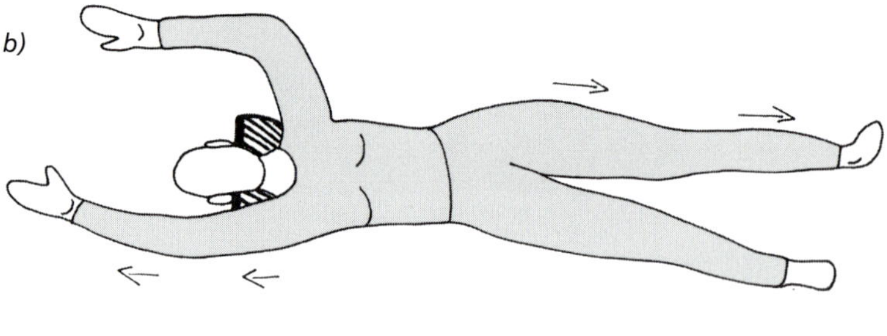

Übung 2

Ausgangsstellung: Rückenlage, die Arme liegen wieder seitlich neben dem Körper.

Übung: Wie die erste Übung. Schultern, Arme und Hinterkopf spannen leicht in die Unterlage. Die Schulterblätter ziehen Richtung Wirbelsäule, das Brustbein heben. Die Fußspitzen leicht heranziehen, die Fersen in die Unterlage spannen, die Knie minimal in sich gebeugt lassen. Das Steißbein nach unten spannen, das Becken nach vorne kippen.

Ganzkörperspannung

Steigerung: Versuchen Sie, den Druck zu verstärken und das Gesäß leichter werden zu lassen (evtl. anheben!), ohne die Stellung in der Wirbelsäule bzw. in den Beinen und Armen zu verändern.

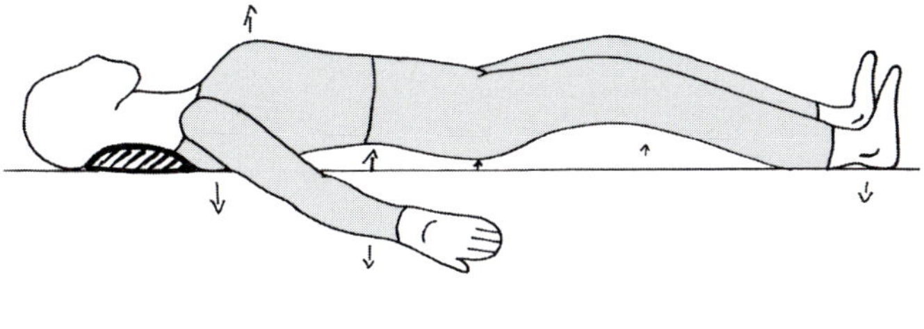

Übungen in Seitenlage

CD: Track-Nummer 14

Ausgangsstellung: Seitenlage, auf die rechte Seite legen. Die Beine sind leicht gebeugt in Hüft- und Kniegelenken, evtl. ein Kissen zwischen die Knie legen (bequemer). Der rechte Arm liegt dort, wo es angenehm ist. Der Kopf ist gut untergelagert, der linke Arm ist locker vor dem Körper abgelegt.

BWS-Mobilisation

Dehnung der vorderen Schultergürtelmuskulatur

Übung: Führen Sie den linken Arm, im Ellbogen leicht gebeugt, in hohem Bogen (Decke) nach hinten-oben. Nehmen Sie den Oberkörper und die linke Schulter mit in Richtung Boden ▶ es sollen möglichst beide Schultern aufliegen (Schultern in Rückenlage/Becken in Seitenlage). Die Knie bleiben fest am Boden, die Drehung soll in der Wirbelsäule stattfinden, den Kopf nicht vergessen – mitdrehen! Einen Moment liegenbleiben und der Dehnung nachspüren – und wieder zurück. Kann das Ablegen des Armes nicht erreicht werden, genügt es auch der Schwere des Armes nachzuspüren – das Gewicht wirken lassen – und wieder zurück. Auf die andere Seite drehen und wiederholen. Lassen Sie sich bei dieser Übung Zeit, üben Sie langsam und lassen Sie die Schwerkraft, d.h die Oberkörperschwere wirken.

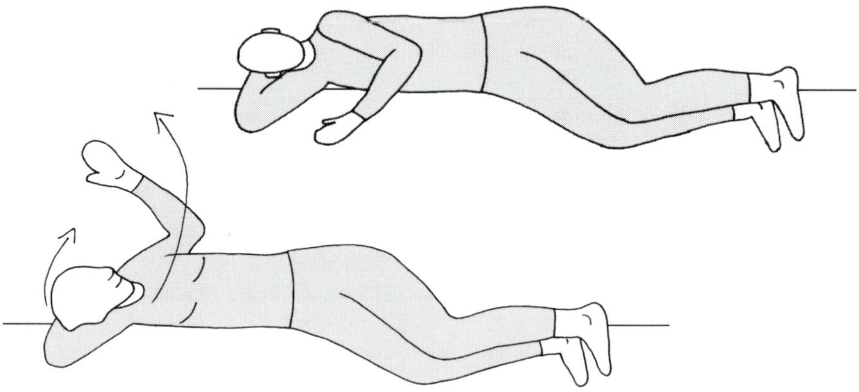

CD: Track-Nummer 15

Ausgangsstellung: Seitenlage, auf die rechte Seite legen. Das rechte Bein liegt leicht gebeugt am Boden, das linke Bein ist fast gestreckt (lang). Stützen Sie sich mit der linken Hand gut vor dem Körper auf dem Boden ab – der Oberkörper soll möglichst stabil bleiben.

Übung: Heben Sie das linke Bein ungefähr in Hüfthöhe an und versuchen Sie, in dieser Höhe das Knie Richtung Bauch zu ziehen, dabei den Rücken aber lang lassen. Strecken Sie dann das Bein immer noch in Hüfthöhe soweit wie möglich nach hinten. Achten Sie auf gute Hüft- und Kniestreckung. Drehen Sie mit der Streckbewegung die Ferse leicht zur Decke, so bleibt das Becken weitgehend stabil (mehrmals wiederholen).

Rumpfstabilisation

Hüftstreckung

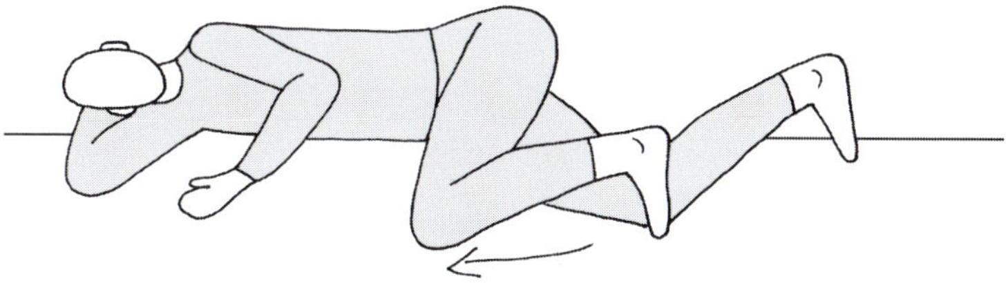

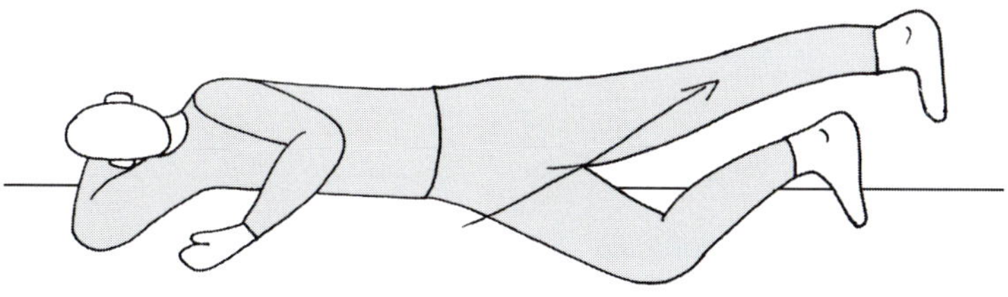

CD: Track-Nummer 16

Ausgangsstellung: Seitlage, wie bei der vorhergehenden Übung.

Rumpfstabilisation und Muskelkräftigung

Übung: Heben Sie das linke Bein in Hüfthöhe an, drehen Sie die Ferse leicht in Richtung Decke und spreizen Sie das gestreckte Bein insgesamt in Richtung Decke ab.

a) Halten Sie diese Position 10 Sekunden lang,
b) Wiederholen Sie die Bewegung mehrmals und legen Sie dann das Bein wieder locker ab.

Bevor Sie sich auf die linke Seite drehen, lockern Sie das linke Bein gut aus, evtl. mit Hilfe der Hände. Wiederholen Sie alle Übungen auf der anderen Seite!

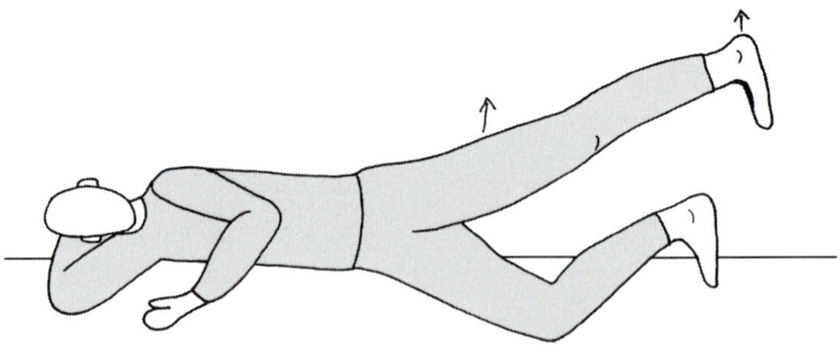

Übungen in Bauchlage

CD: Track-Nummer 17

Ausgangsstellung: Bauchlage, die Beine liegen ungefähr hüftbreit auseinander, die Arme seitlich neben dem Körper, die Handflächen sind zum Boden gedreht. Die Daumen zeigen nach außen, die Stirn liegt auf. Benutzen Sie in Bauchlage eventuell ein Kissen, entlasten Sie damit Ihre HWS! Legen Sie das Kissen unter den Bauch, nicht unter die Schultern bzw. unter die Oberschenkel, und drehen Sie den Kopf nicht zur Seite. Der Nacken soll lang bleiben!

Grundspannung

Übung: Die Zehen aufstellen, die Fersen leicht in die Länge schieben, trotzdem die Knie leicht in die Unterlage spannen (Bodenkontakt!). Nun die Schulterblätter Richtung Wirbelsäule ziehen, das Brustbein Richtung Boden schieben. Dann die Schultern, Arme und den Kopf wenige Zentimeter anheben (nicht übertreiben!), dabei die Daumen über außen Richtung Decke drehen. Die Spannung halten – aber weiteratmen. Wieder ablegen und entspannen, dabei die Fersen nach außen fallen lassen.

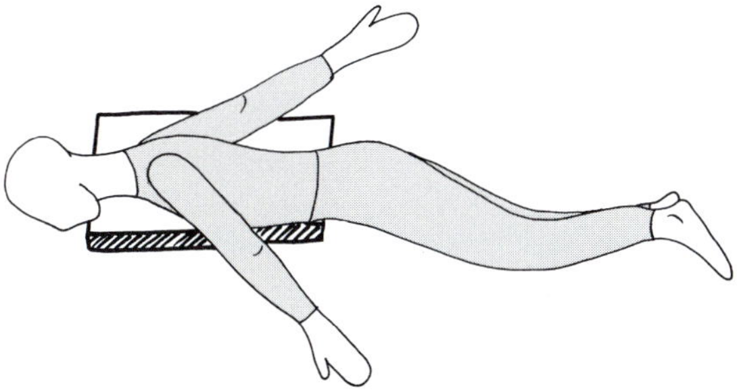

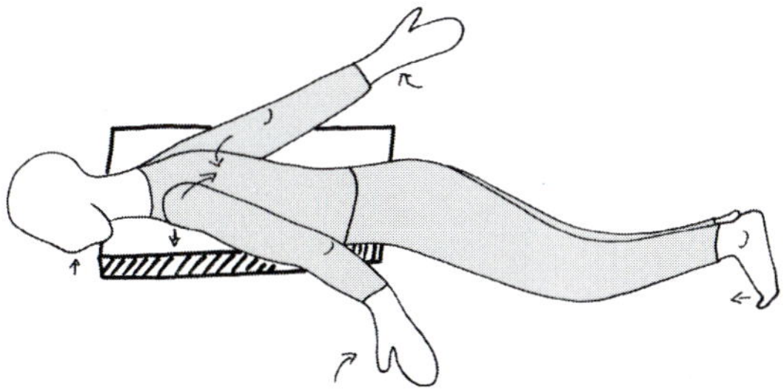

CD: Track-Nummer 18

Ausgangsstellung: Bauchlage, die Arme liegen in U-Halte am Boden (90°-Beugung im Ellbogen), die Hände liegen auf der Kleinfingerkante.

Übung: Grundspannung wie bei der vorhergehenden Übung, den Oberkörper leicht anheben

Kräftigung der Rückenmuskulatur

Mobilisation ▶ Rotation

a) Spannung halten (ca. 10 Sekunden lang)
b) Den rechten Arm in Richtung Decke ziehen, der Kopf dreht dabei nach rechts, die rechte Seite aufdrehen. In die Mittelstellung zurückdrehen, dann nach links drehen (Kopf nach links, linker Arm zieht zur Decke).

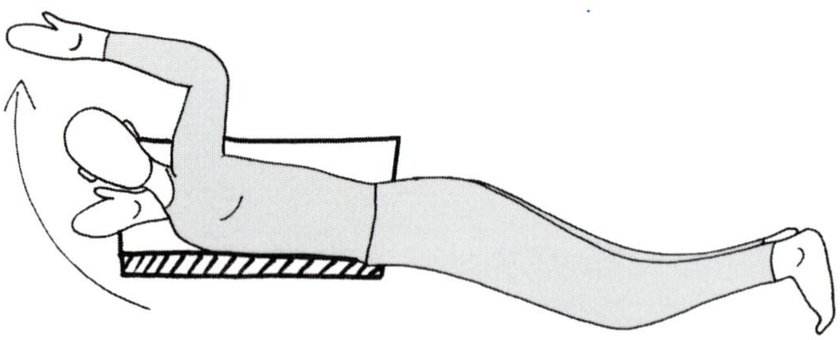

CD: Track-Nummer 19

Ausgangsstellung: Bauchlage, Arme in U-Halte.

Übung: Grundspannung wie bei der vorhergehenden Übung, den Oberkörper leicht anheben, den rechten Arm langsam nach vorne schieben, die ganze rechte Seite lang werden lassen, bis Sie die Dehnung in der rechten Seite spüren, evtl. die rechte Ferse zusätzlich etwas stärker nach unten schieben, nachlassen und zurück zur U-Halte ziehen. In gleicher Weise linken Arm und linke Ferse länger machen!

Kräftigung der Rücken- und Schultergürtelmuskulatur

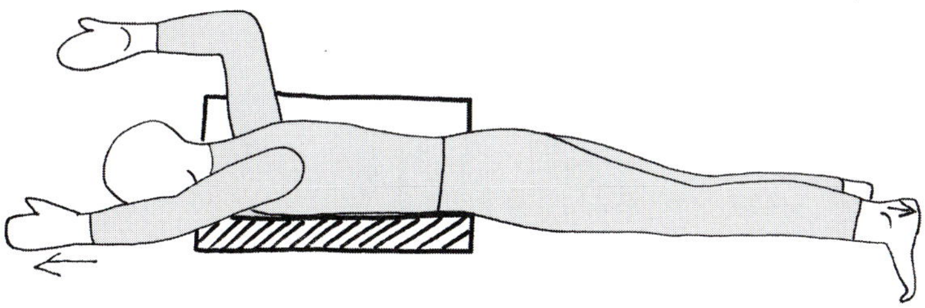

Übungen mit dem Pezziball

CD: Track-Nummer 20

Ausgangsstellung: Sitz. Setzen Sie sich gut mittig auf den Ball, vielleicht ein klein wenig mehr nach vorne. Die Fußsohlen sollen guten Bodenkontakt haben, die Knie im rechten Winkel und die Beine mehr als hüftbreit auseinander stehen. Dies ist sowohl für die Aufrichtung als auch für einen stabilen, sicheren Sitz wichtig.

WS-Aufrichtung

Übung: Versuchen Sie, das Brustbein nach vorne-oben zu heben und gleichzeitig mit dem Po den Ball etwas nach hinten zu schieben. Es soll im LWS-Bereich ein leichtes Hohlkreuz entstehen und die Bauchseite soll lang werden. Wieder nachlassen. Die Arme bleiben dabei zunächst ganz locker hängen. Die Übung einige Male wiederholen und dann die Arme langsam mit einbeziehen. Mit der Brustbeinhebung die Arme ausdrehen, die Schulterblätter nach hinten-unten ziehen und die Spannung einen Moment lang halten. Wieder nachlassen.

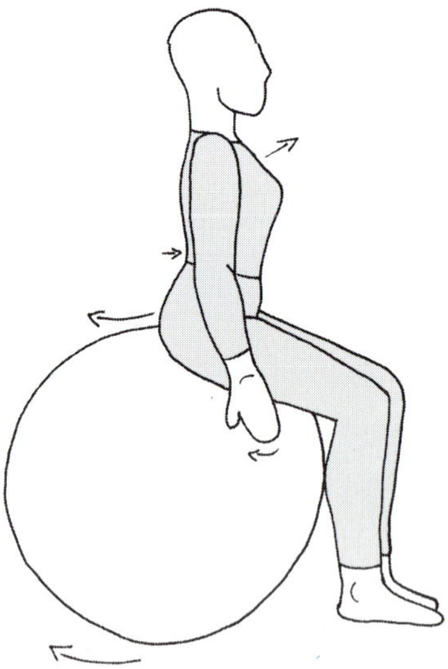

CD: Track-Nummer 21

Ausgangsstellung: Sitz.

Übung: Stützen Sie sich seitlich mit den Händen am Pezziball ab und gehen Sie langsam mit den Füßen weiter nach vorne, bis der Rücken auf dem Pezziball gut aufliegen kann. Versuchen Sie, gut mittig im Bereich HWS/BWS/obere LWS auf dem Ball zu liegen. Denken Sie daran, daß die Beine gut hüftbreit (eher weiter) auseinander stehen! Wenn Sie sicher auf dem Ball liegen, versuchen Sie, die Arme seitlich hängen zu lassen, möglichst mit den Handflächen nach außen, und wiegen Sie sich durch Druck der Fersen bzw. Beine in den Boden leicht vor- und zurück bzw. nach links und rechts. Durch diese Übung sollen in der Wirbelsäule minimale Bewegungen entstehen bzw. ein leichter Massageeffekt.

Dehnung der gesamten vorderen Muskulatur

Steigerung: Die Arme hängen V-förmig hinten neben dem Kopf herunter, die Daumen zeigen Richtung Boden. Spüren Sie der Dehnung an der Vorderseite nach.

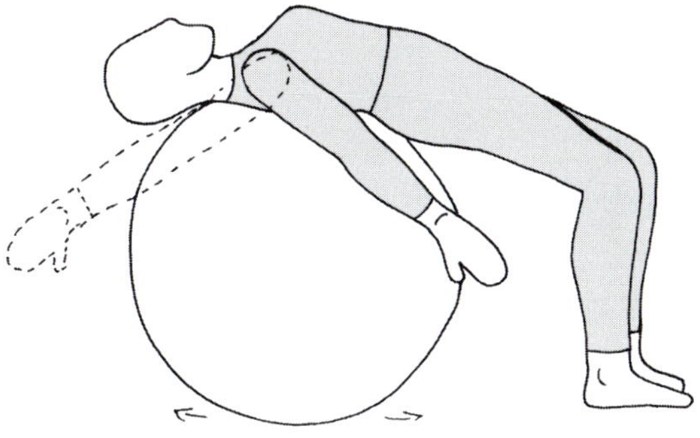

CD: Track-Nummer 22

Ausgangsstellung: Bauchlage. Legen Sie sich bäuchlings auf den Ball, die Knie umfassen den Ball von außen. Fußspitzen und Hände stützen hinten und vorne den Körper gut ab und stabilisieren das Gleichgewicht.

Gleichgewichtsschulung

Übung: Wiegen Sie sich durch den Druck der Hände bzw. Füße sanft vor und zurück bzw. nach rechts und links. Beobachten Sie sich selbst und die Reaktion Ihrer Wirbelsäule. Steigern Sie die Bewegung vor/zurück bis das Gewicht nur noch von den Händen bzw. Füßen gestützt wird. Versuchen Sie, wenn möglich sogar noch weiter mit den Händen auszugreifen bzw. die Füße zurückzusetzen.

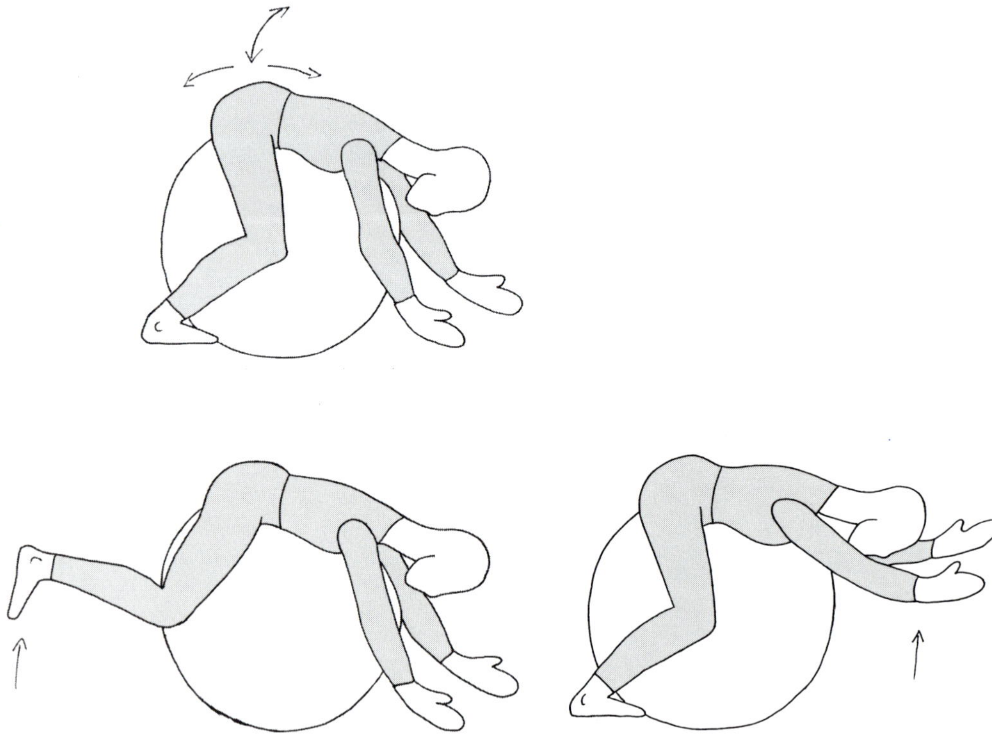

CD: Track-Nummer 23

Ausgangsstellung: Bauchlage.

Stützkraft

Übung: Stoßen Sie sich mit den Füßen gut vom Boden ab und greifen Sie mit den Händen weit nach vorne aus. Wenn möglich, soll mit einem Schwung der Ball unter dem Hüftbereich zu liegen kommen (Becken/Hüfte/Oberschenkel). Die Schultern werden durch die Hände gut abgestützt, die Ellbogen sind minimal in sich gebeugt. Das Brustbein Richtung Boden schieben, die Schulterblätter nach hinten-unten Richtung Wirbelsäule ziehen. Die Spannung halten und nun die gestreckten, leicht geöffneten Beine soweit wie möglich heben, ohne in den Ellbogen nachzugeben. Die Spannung einen Moment halten (gute Hüftstreckung!) und dann durch Abstoßen der Hände wieder zurückrollen.

Hüftstreckung

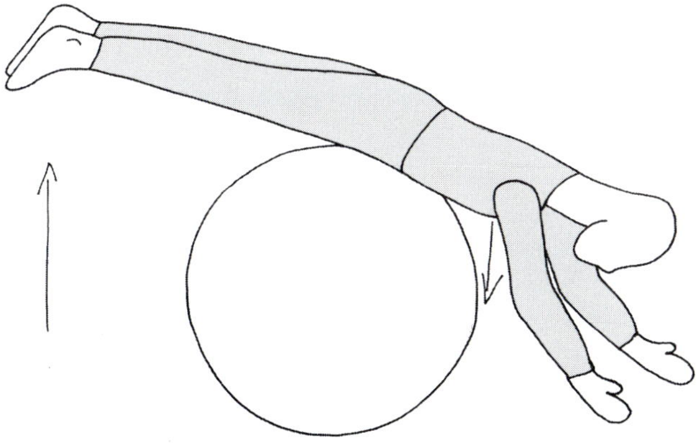

CD: Track-Nummer 24

Ausgangsstellung: Bauchlage.

Kräftigung der Rücken- und Schultergürtelmuskulatur

Übung: Die Füße bleiben fest am Boden stehen. Stützen Sie sich nun mit den Händen am Ball ab und strecken Sie langsam Hüften und Knie. Der Ball rollt dabei wieder mehr unter das Becken bzw. den Hüftbereich. Bleiben Sie in dieser Stellung (die Beine lang), und versuchen Sie nun, über das Abstützen der Arme, den Oberkörper so weit wie möglich anzuheben bzw. aufzurichten. Das Becken bleibt dabei fest am Ball. Halten Sie diese Stellung und versuchen Sie, die Arme zu lösen. Der Oberkörper soll möglichst nicht absinken, dafür die Rückenmuskulatur kräftig arbeiten.

a) Die Arme seitlich neben den Körper ziehen. Die Daumen drehen nach außen-hinten.
b) Die Arme zur U-Halte führen, die Daumen drehen Richtung Decke (Verlängerung des Hebels), ▶ vor allem die Rückenmuskulatur im BWS-Bereich und zwischen den Schulterblättern muß kräftig arbeiten!

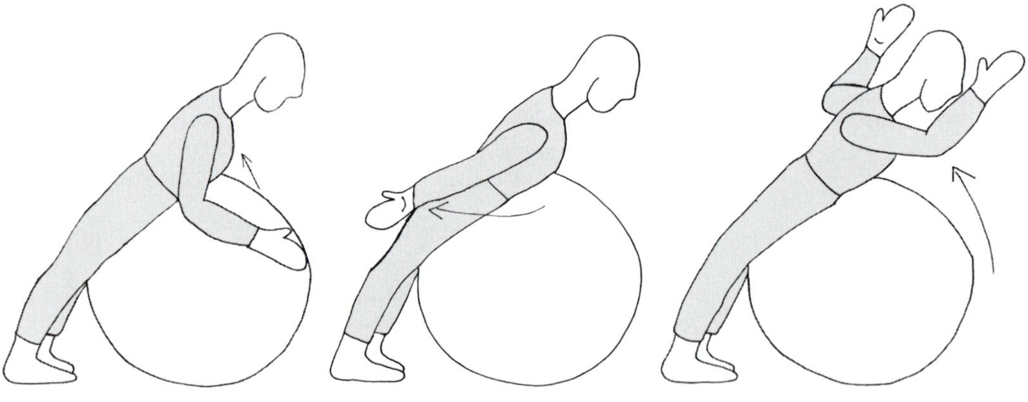

Zusätzliche Übungen (sind nicht auf der CD)

Übungen mit dem Pezziball

Übung 1

Ausgangsstellung: Sitz.

Übung: Das Brustbein nach vorne-oben schieben und die Hände locker auf das Brustbein legen. Spüren Sie der Brustbeinhebung nach und versuchen Sie, diese während der Übung beizubehalten. Versuchen Sie nun, das Becken vor- und zurückzukippen und damit den Ball in Bewegung zu bringen. Das Becken kippt nach vorne und der Po schiebt den Ball nach hinten (▶ Lordosierung in der LWS). Üben Sie diese Bewegungen locker und ohne Kraft. Die Übung soll immer spielerisch und weich bleiben.

Brustbeinhebung ▶ Flexion – Extension

LWS-Mobilisation

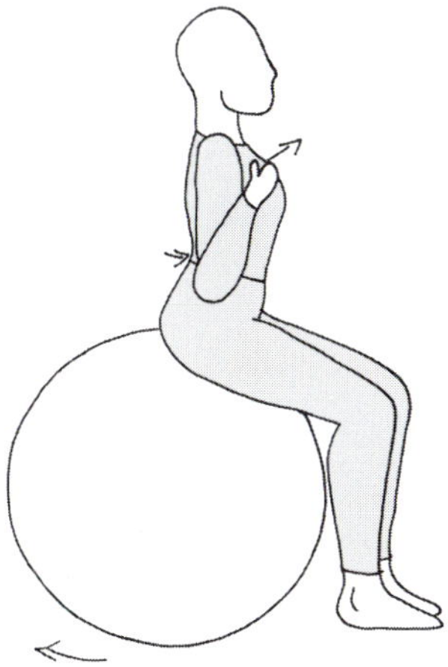

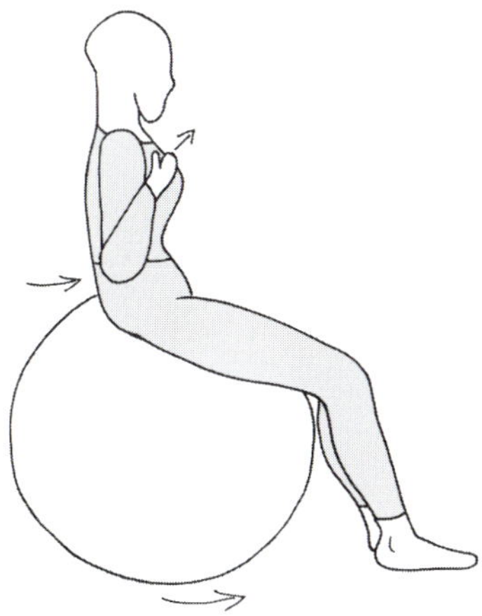

Übung 2

Ausgangsstellung: Sitz.

LWS-Mobilisation
▶ Seitneigung

Übung: Das Brustbein nach vorne-oben schieben, die Hände liegen wieder ganz locker auf dem Brustbein. Der Rücken ist lang. Versuchen Sie nun, wieder ganz locker und weich mit dem Becken den Ball etwas nach rechts und links zu rollen, so daß die Wirbelsäule seitlich nachgeben muß (Seitneigung). Üben Sie gleichmäßig ohne harten Bewegungsstop.

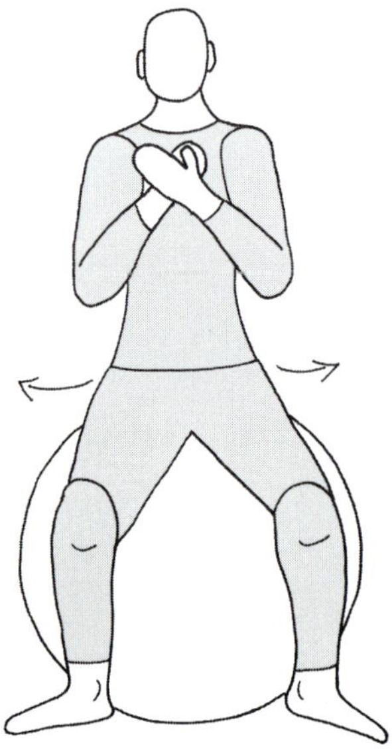

Übung 3

Ausgangsstellung: Bauchlage.

Übung: Füße und Hände stützen vor bzw. hinter dem Ball, sie bleiben gut am Boden. Der Rücken ist lang und der Kopf wird in Verlängerung der Wirbelsäule gehalten. Versuchen Sie, die Wirbelsäulen-Stellung in der Länge beizubehalten und strecken Sie jetzt das rechte Bein nach hinten, wenn möglich in Verlängerung der Wirbelsäule. Halten Sie das Gleichgewicht in der Mitte auf dem Ball und versuchen Sie nun, den linken Arm in Schulterhöhe nach vorne-oben anzuheben, der Daumen dreht in Richtung Decke. Das Gleichgewicht gut ausbalancieren und die Spannung einen Moment lang halten. Wieder absetzen und die gleiche Übung mit dem linken Bein und dem rechten Arm durchführen.

Gleichgewichts- und Koordinationsschulung

Muskelkräftigung

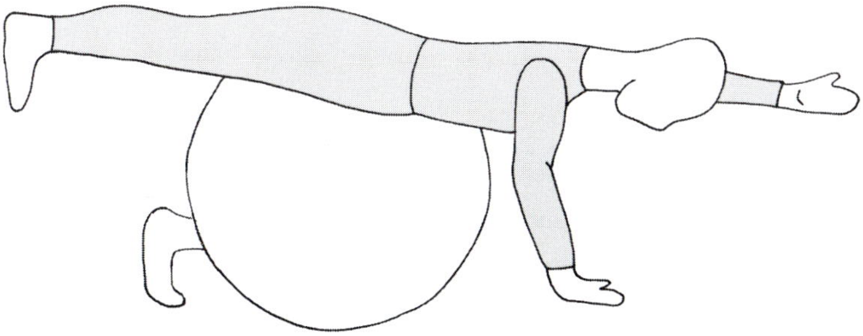

Übungen im Vierfüßlerstand

CD: Track-Nummer 25

Ausgangsstellung: Die Hände schulterbreit aufsetzen, Ellbogen in sich minimal gebeugt lassen, Brustbein Richtung Boden schieben. Die Beine stehen hüftbreit auseinander, Hüft- und Kniegelenke möglichst im rechten Winkel einstellen.

Muskeldehnung

Übung: Den Po weit zurückschieben (wenn möglich sogar auf die Fersen absetzen). Die Hände dabei nicht zurückrutschen lassen (!), Schultergürtel- und Gesäßmuskulatur sollen lang werden (Achtung: Die Schultern nicht zu den Ohren ziehen!).

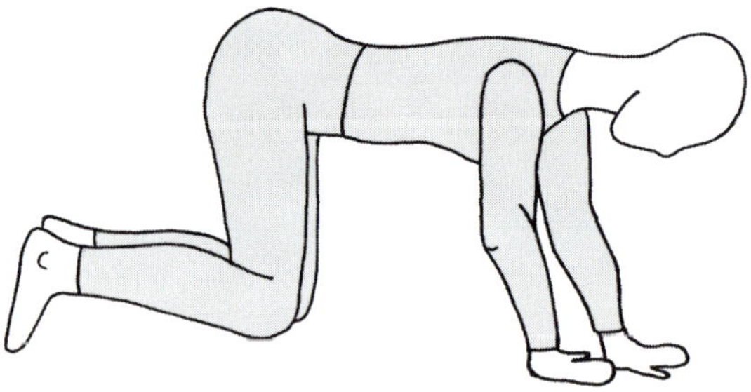

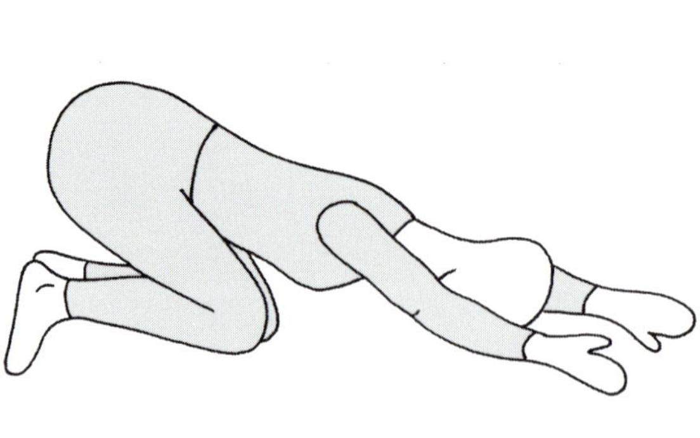

CD: Track-Nummer 26

Ausgangsstellung: Vierfüßlerstand.

Übung: Den rechten Arm weit über die Seite nach außen-oben heben, dabei Kopf und Oberkörper mitdrehen, der Blick geht in die Handinnenfläche. Das Brustbein nach vorne-oben schieben, die Schultern tief lassen – und wieder absetzen. Dasselbe auf der linken Seite. Kommen Sie zum Kniestand hoch und lockern Sie die Arme aus. Auch hier die Ellbogen immer minimal in sich gebeugt lassen!

BWS- und HWS-Mobilisation ▶ Rotation

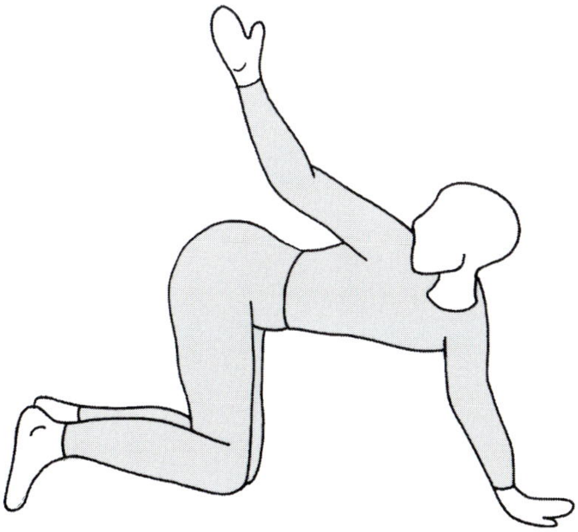

CD: Track-Nummer 27

Ausgangsstellung: Vierfüßlerstand.

WS-Mobilisation
▶ Seitneigung

Übung: Das Brustbein tief lassen. Die Schulterblätter Richtung Wirbelsäule ziehen, der Schultergürtel bleibt ruhig. Nun das Becken leicht nach rechts und links schieben. Steigern Sie, indem Sie den linken Beckenkamm zur linken Schulter ziehen. Die linke Seite wird kurz, die rechte Seite wird lang. Wechseln Sie und ziehen Sie den rechten Beckenkamm zur rechten Schulter, und soweit möglich – als Steigerung – die Schulter auch leicht in Richtung Becken.

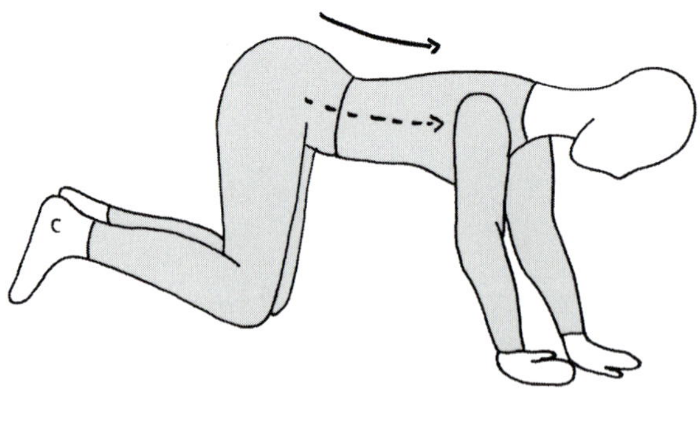

Zusätzliche Übungen (sind nicht auf der CD)

Übungen im Kniestand

Übung 1

Ausgangsstellung: Kniestand, die Beine stehen hüftbreit auseinander, die Hüften sind gestreckt.

Übung: Das Becken nach vorne schieben, dabei in den Leisten und im vorderen Oberschenkel-Bereich lang werden. Drehen Sie nun den Oberkörper locker nach rechts bzw. links.

Hüftstreckung

a) Die Leisten lang lassen, den Oberkörper nach rechts drehen, mit der rechten Hand zur rechten Ferse ziehen, zurückdrehen und dasselbe nach links.
b) Die Leisten lang lassen, den Oberkörper weit nach rechts drehen, mit der rechten Hand zur linken Ferse ziehen, dasselbe nach links.

Dehnung der vorderen Hüft- und Oberschenkelmuskulatur

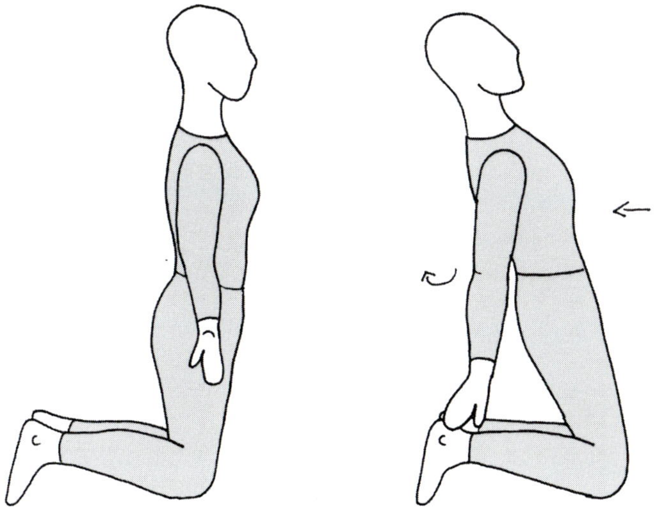

Übung 2

Ausgangsstellung: Vierfüßlerstand.

Gleichgewichtsschulung

Muskelkräftigung

Übung: Die Schultern tief lassen, die Schulterblätter Richtung Wirbelsäule ziehen, das Brustbein zum Boden schieben, die Wirbelsäule stabil halten. Strecken Sie nun das rechte Bein nach hinten weg (möglichst in Verlängerung der Wirbelsäule) und balancieren Sie das Gleichgewicht aus. Nun den linken Arm nach vorne anheben, den Daumen Richtung Decke drehen, die Linie Rücken/Bein verlängern. Lassen Sie die Schultern tief und ziehen Sie bewußt nochmals das linke Schulterblatt Richtung Wirbelsäule. Ausbalancieren und einen Moment halten. Wieder absetzen und wechseln, linkes Bein und rechter Arm.

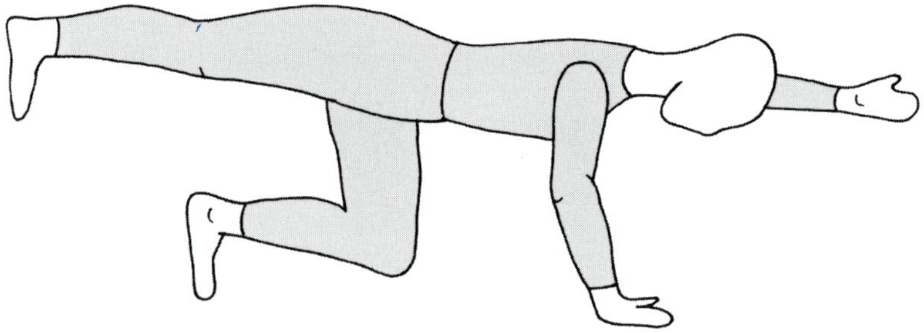

Übungen im Stand an der Wand

CD: Track-Nummer 28

Ausgangsstellung: Stand mit dem Rücken zur Wand, der Rükken liegt ganz (d. h. vom Steißbein bis zu den Schultern) an der Wand an. Die Füße stehen ca. 10 cm von der Wand weg und hüftbreit auseinander, die Knie sind minimal in sich gebeugt, der Hinterkopf braucht die Wand nicht zu berühren!

Grundspannung

Übung: Das Steißbein Richtung Wand spannen, das Brustbein nach vorne-oben schieben, die Schultern zurückziehen (Schulterblätter Richtung Wirbelsäule), den Nacken lang machen. Drehen Sie die Arme aus, so daß die Handrücken an der Wand anliegen. Die Arme kräftig gegen die Wand spannen und die rückwärtige Muskulatur gut arbeiten lassen. Gleichzeitig die Fersen in den Boden und die Knie leicht nach außen spannen (Vorstellung: Mit den Knien ein Gummiband auseinanderziehen).

Steigerung:
a) Arme in Seithalte
b) Arme in die U-Halte

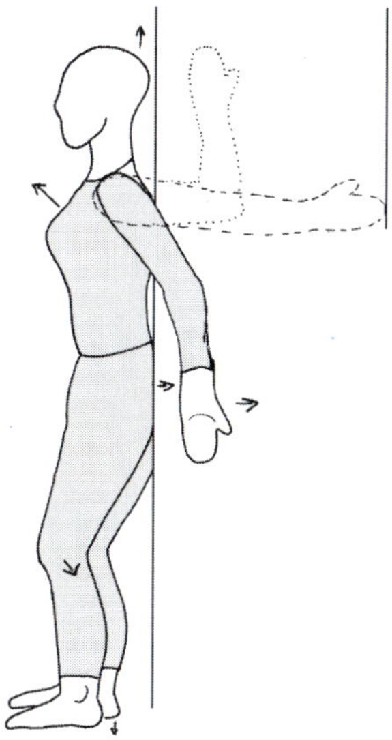

CD: Track-Nummer 29

Ausgangsstellung: Stand mit dem Rücken zur Wand.

Übung:

a) Grundspannung wie bei vorhergehender Übung, die Arme ausdrehen und zur Wand spannen. Nun einmal den rechten Arm, einmal den linken Arm kräftiger zurückspannen, dabei der leichten Roll-(Dreh-)bewegung der Wirbelsäule nachspüren.

b) Den rechten Arm nach oben nehmen. Suchen Sie sich die Stellung, in der der Arm schmerzfrei in ganzer Länge an der Wand liegen kann (Ellbogen leicht gebeugt). Der linke Arm hängt herab und dreht wieder nach außen. Beide Arme kräftig zurückspannen, um die diagonale Muskelkette gut zu kräftigen. Die Fersen spannen wieder in den Boden und die Knie leicht nach außen. Wechseln Sie und nehmen Sie den linken Arm nach oben.

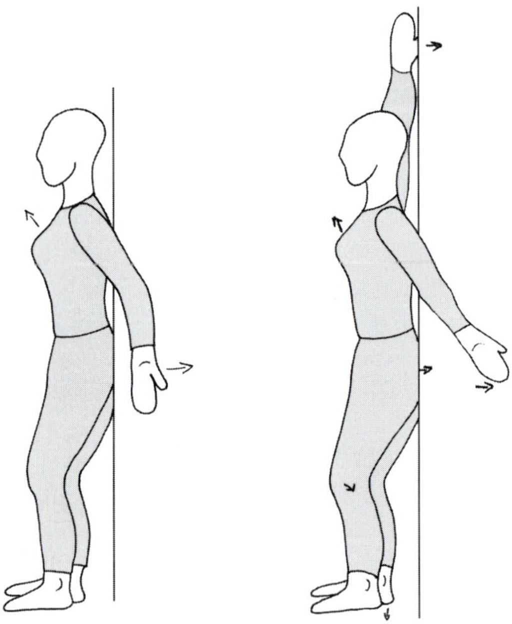

CD: Track-Nummer 30

Ausgangsstellung: Stand mit dem Gesicht zur Wand, der Abstand zur Wand beträgt ungefähr eine Armlänge.

Übung: Die Hände stützen in Schulterhöhe an der Wand, die Fingerspitzen leicht nach außen drehen. Von Anfang an das Brustbein gut nach vorne-oben schieben, die Schulterblätter nach hinten-unten ziehen. Beugen Sie nun die Ellbogen und verlagern Sie das Gewicht nach vorne; die Hüften bleiben gestreckt, der Oberkörper bleibt lang. Die Ellbogen möglichst in Schulterhöhe lassen und das Brustbein weit nach vorne Richtung Wand schieben (Vorstellung: Zwischen den Armen nach vorne durchtauchen!). Wieder zurück.

Dehnung der Brustmuskeln sowie der Hüftbeuger

Variation: Unterarmstütz an der Wand (Unterarm an der Wand abstützen). Ellbogen in Schulterhöhe, Kleinfingerkante an der Wand. Die Arme in U-Halte gut stützen lassen und das Gewicht nach vorne verlagern. Einen Moment lang halten und zurück.

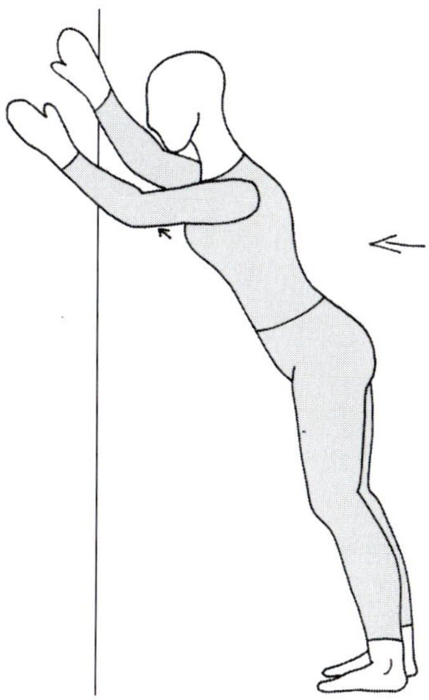

CD: Track-Nummer 31

Muskelkräftigung

Koordination
Stabilisation

Ausgangsstellung: Stand mit dem Gesicht zur Wand.

Übung: Die Hände gut abstützen, das Gewicht nach vorne verlagern, das Brustbein schiebt zur Wand, die Schulterblätter nach hinten-unten Richtung Wirbelsäule ziehen. Die rechte Hand von der Wand ganz wenig lösen und das Gewicht ausbalancieren. Der Oberkörper soll möglichst ruhig in der Mitte bleiben. Versuchen Sie jetzt, das linke Bein etwas nach hinten (Hüftstreckung) anzuheben. Balancieren Sie wieder aus und setzen Sie das Bein und die Hand wieder ab. Die Übung mit linker Hand und rechtem Bein wiederholen. Lassen Sie sich Zeit, üben Sie langsam und versuchen Sie das Gleichgewicht in der Mitte zu halten! Der Oberkörper soll nicht zur Seite ausweichen.

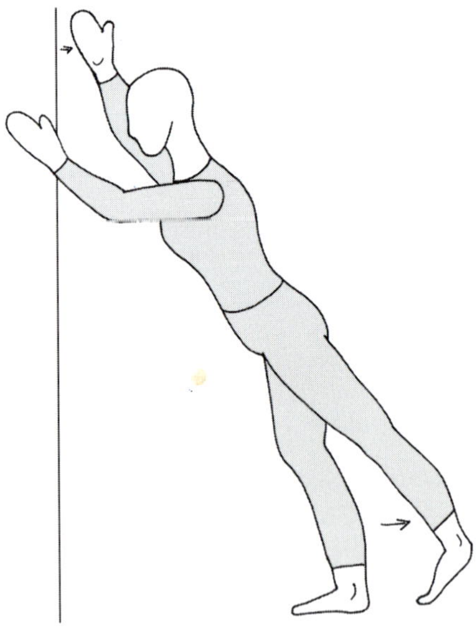

Zusätzliche Übungen (sind nicht auf der CD)

Übungen im Stand an der Wand

Übung 1

Ausgangsstellung: Stand mit dem Rücken zur Wand, die Arme seitlich neben dem Körper, die Füße noch etwas weiter vorsetzen.

Übung: Spannen Sie Steißbein, Schultern und Arme leicht in die Wand und rutschen Sie anschließend mit dem Po nach unten, dabei den Wandkontakt halten. Der Po bleibt etwas höher als die Knie. Jetzt die Knie nach außen spannen, die Fersen fest in den Boden spannen und das Steißbein stärker in die Wand spannen. Wieder langsam hochrutschen.

Muskelkräftigung WS – Becken – Beinbereich

Steigerung: Die Spannung aufbauen und mit dem Po nach unten rutschen. Neigen Sie nun den Oberkörper aus den Hüften heraus nach vorne und bleiben Sie dabei lang. Einen Moment lang halten und wieder zurück.

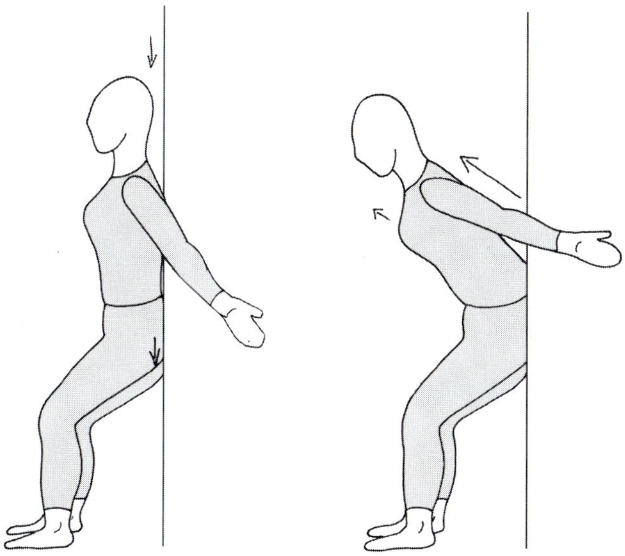

Übung in der Zimmerecke

Ausgangsstellung: Stellen Sie sich mit dem Rücken zur Zimmerecke, die Beine in Schrittstellung. Nehmen Sie die Arme in Schulterhöhe und stützen Sie sich mit den Ellbogen ab. Die Daumen zeigen Richtung Decke, die Fingerspitzen in den Raum.

Übung: Das Brustbein nach vorne-oben schieben, die Ellbogen kräftig zurück in die Wand spannen. Die Schulterblätter nach hinten-unten ziehen. Die Spannung halten (10 Sekunden lang) und langsam lösen.

Dehnung und Kräftigung des Schultergürtels

Vorne: Weit werden, Dehnung des großen Brustmuskels.
Hinten: Kräftigung der hinteren Schultergürtelmuskulatur.

Variation:

a) Unterarme mit an die Wand spannen, Handrücken liegen auf!
b) Arme in U-Halte, Ellbogen und Handrücken kräftig nach hinten spannen!

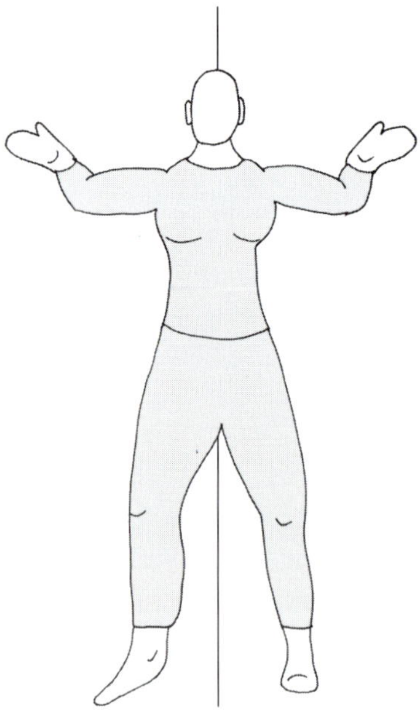

Dehnungen für den Alltag

CD: Track-Nummer 32

An der Treppe

Ausgangsstellung: Stellen Sie sich vor die Treppe, je nach Beinlänge das rechte Bein auf die zweite oder dritte Stufe setzen, der linke Fuß bleibt fest unten stehen.

Übung: Lassen Sie den linken Fuß flach stehen (Ferse bleibt am Boden) und drehen Sie die Fußspitze minimal nach außen. Das linke Knie gestreckt lassen und mit den Händen am oberen (rechten) Knie stützen. Verlagern Sie das Gewicht immer weiter auf das obere Bein, bis sich das rechte Knie weiter vorschiebt und ein leichtes Ziehen in der Rückseite des linken Beines spürbar wird. Die Dehnung einen Moment lang halten und zurückgehen.

Dehnung:
Linkes Bein: Hintere Wadenmuskeln, Kniekehle, unter Oberschenkelmuskeln, vordere Hüftmuskeln.

Dehnung der verkürzten Beinmuskulatur

Rechtes Bein: Gesäßmuskeln, obere-hintere Oberschenkelmuskeln.
Gleichzeitig: Gute Beugung rechte Hüfte, gute Streckung linke Hüfte.

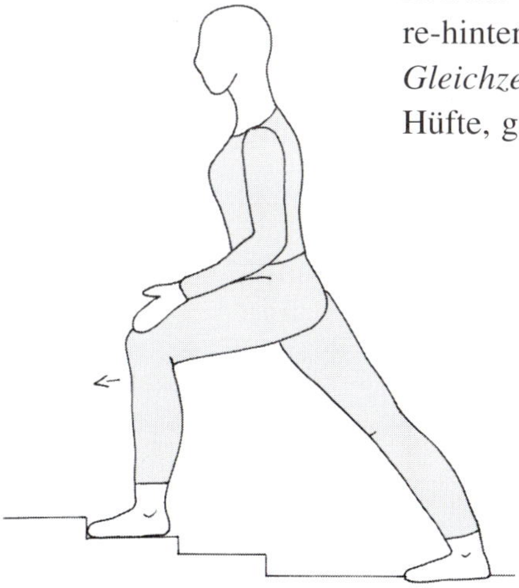

CD: Track-Nummer 33

Am Türrahmen

Ausgangsstellung: Stand im Türrahmen, die rechte Schulter berührt dabei fast den Rahmen.

Übung: Den rechten Arm in U-Halte heben und an der Wand/ Türrahmen anlegen. Mit dem rechten Fuß einen Schritt nach vorne machen und dann die rechte Schulter so weit wie möglich vorschieben, dabei das rechte Schulterblatt zur Wirbelsäule ziehen. Schieben Sie nun noch zusätzlich das Brustbein wieder nach vorne-oben. Spüren Sie die Dehnung am rechten Arm, an der rechten Schulter und an der rechten vorderen Brustseite! Halten Sie diese Stellung einen Moment und gehen Sie dann zur Ausgangsstellung zurück. Wechseln Sie nun die Seite. Üben Sie mit jeder Seite ca. 3mal.

Dehnung der vorderen Schultergürtelmuskulatur

Steigerung: Der rechte Fuß setzt vor, der Kopf dreht nach links, Oberkörper und linke Schulter drehen nach links außen, d.h. vom rechten Arm weg.

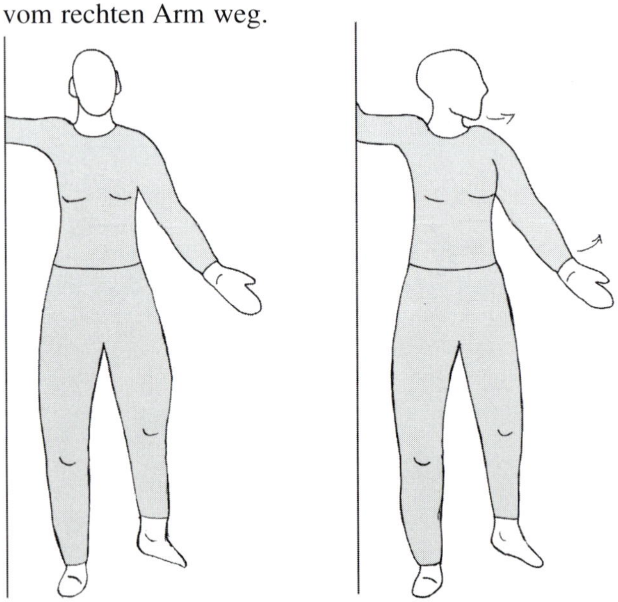

CD: Track-Nummer 34

Am Schreibtisch (1)

Aufrichtung

Ausgangsstellung: Die Blickrichtung ist zum Schreibtisch gewendet. Setzen Sie sich auf die vordere Stuhlhälfte, die Beine stehen mindestens hüftbreit auseinander und die Fersen stehen unter den Knien. Stützen Sie den Oberkörper auf den Unterarmen ab und drehen Sie die Daumen Richtung Decke. Die Arme sollen etwas über Schulterbreite auseinander aufliegen.

Übung: Schieben Sie nun wieder das Brustbein nach vorne-oben und ziehen Sie die Schulterblätter nach hinten-unten. Der Oberkörper neigt sich aus den Hüftgelenken nach vorne und das Gewicht liegt auf den Armen. Nun die Unterarme (Ellbogen) in die Schreibtischauflage spannen und den Scheitel Richtung Decke schieben, das Brustbein nochmals nach vorne-oben! Spüren Sie das Gefühl des Langmachens? Wieder nachlassen und die Arme locker hängen lassen. Nochmals wiederholen bzw. öfters in den Arbeitsablauf integrieren.

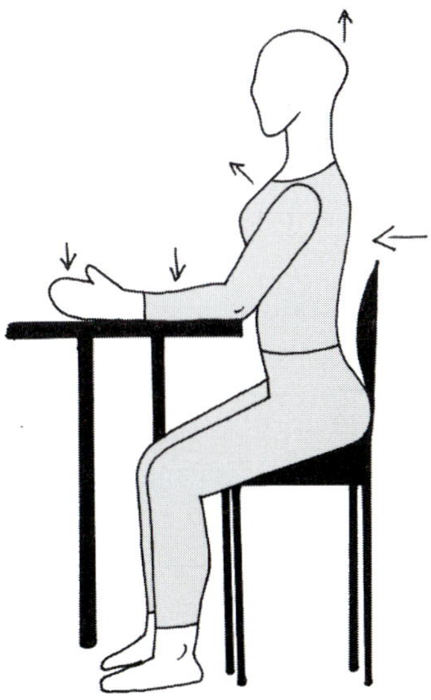

CD: Track-Nummer 35

Am Schreibtisch (2)

Ausgangsstellung: Mit dem rechten bzw. linken Oberschenkel und der Gesäßhälfte in Längsrichtung auf der Schreibtischkante sitzen, der Unterschenkel hängt dabei locker herunter. Das andere Bein weit zurücksetzen, so daß nur noch der Vorfuß auf dem Boden steht.

Dehnung der rückwärtigen Beinmuskulatur

Übung: Spannen Sie den rechten Oberschenkel auf die Unterlage und strecken Sie dann das rechte Knie soweit wie möglich – ohne den Oberkörper nach hinten zu verlagern! Ziehen Sie nun die rechte Fußspitze zu sich heran; das Brustbein wieder nach vorne-oben schieben, den Oberkörper gut aufrichten und wieder nachlassen.

Intensivierung: Wie vor, dann aber zusätzlich die linke Ferse zum Boden schieben, das linke Knie möglichst strecken, die linke Hüfte vorne lang werden lassen. Dasselbe mit der anderen Seite: Linker Oberschenkel und linke Pobacke liegen auf der Schreibtischkante, das rechte Bein weit nach hinten setzen, etc.

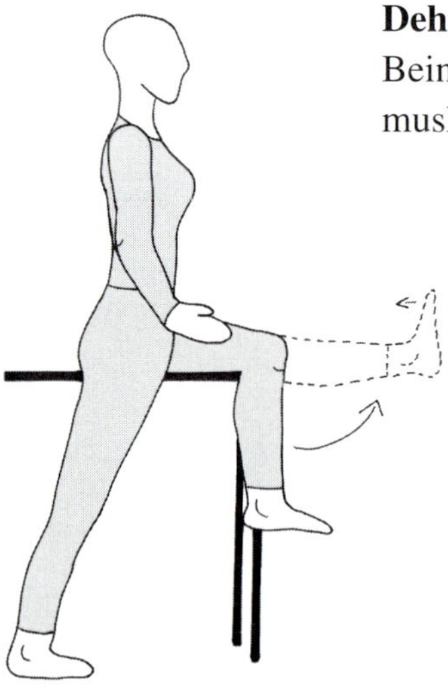

Dehnung: Gesäßmuskulatur, hintere Beinmuskulatur (Kniekehle, Wadenmuskulatur), vordere Hüftmuskulatur.

Stichwortregister

M

P

R

S

T

U

V

W

Z

Die Deutsche Vereinigung Morbus Bechterew e.V.

wurde 1980 in Schweinfurt aus dem Wissen heraus gegründet, daß der *Morbus Bechterew* als chronisches Leiden die Betroffenen lebenslänglich mit Problemen konfrontiert, die hilfreich nur in der Gemeinschaft einer Selbsthilfeorganisation zu lösen sind. Wie notwendig der Zusammenschluß war, verdeutlichen die jährlichen Zuwachsraten des Mitgliederbestandes (1997 ca. 17 000 Mitglieder).

Der Zusammenhalt unter dem Motto: *„Bechterewler brauchen Bewegung, Begegnung und Beratung“* wird sowohl bundesweit, als auch auf der Ebene von Landesverbänden organisiert und gliedert sich derzeit in annähernd **über 360 örtlichen und regionalen Therapiegruppen.**

Spezielle *Morbus-Bechterew*-Krankengymnastik wird in vielfältiger Form als gemeinsame Gruppentherapie angeboten. Entsprechend der Satzung:

- ...vermitteln sie freundschaftliche Beziehungen und den Erfahrungsaustausch unter den Mitgliedern
- .... tragen sie zur Verbesserung der körperlichen und seelischen Gesundheit, der Arbeits- und Erwerbsfähigkeit und der Lebenstüchtigkeit der Patienten bei
- ...vertreten sie die Interessen der *Morbus-Bechterew*-Kranken gegenüber der Gesellschaft, dem Gesetzgeber und der Verwaltung. Auch gemeinsam mit anderen Selbsthilfeorganisationen und Behindertenverbänden
- ... pflegen sie die Zusammenarbeit mit Ärzten, Therapeuten, Vereinigungen mit ähnlicher Zielsetzung sowie den Organisationen des Sozial- und Gesundheitswesens.

Die Forderung führender Rheumatologen: „Jeder *Morbus-Bechterew*-Patient muß ein Spezialist seiner eigenen Erkrankung werden“, wird durch das vierteljährlich erscheinende Mitteilungsblatt **„Bechterew-Brief“** erfüllt. Medizinische, psychologische und sozialrechtliche Informationen werden dort, speziell auf die Erkrankung bezogen, in popularwissenschaftlich verständlicher Form dargeboten.

Sozialrechtliche Beratung

Sowohl die allgemeine als auch die individuelle Beratung in allen sozialrechtlichen Fragen, wie z.B. die Hilfe bei der Anerkennung und Durchsetzung der Schwerbehinderteneigenschaft ist den juristisch geschulten Mitarbeitern ein echtes Anliegen.

Telefonische Abendsprechstunde

Am ersten Montag im Monat findet unter der Telefon-Nummer 09721/22033 eine Abendsprechstunde statt. Ein erfahrener Berater beantwortet alle mit der Krankheit zusammenhängenden Fragen und Probleme.

Nähere Auskünfte erteilt

Deutsche Vereinigung *Morbus Bechterew* e.V.
Selbsthilfeorganisation der *Morbus-Bechterew*-Kranken
Metzgergasse 16
97421 Schweinfurt
Telefon: 09721/22033
Telefax: 09721/22955